临床急诊急救与重症护理

主编　尹弘伟　王　敏　赵　洁　沈玉君

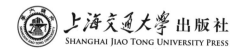

上海交通大学出版社
SHANGHAI JIAO TONG UNIVERSITY PRESS

内容提要

　　本书系统地总结了现阶段急危重症急救与诊治的内容，对各疾病的病因、发病机制、临床表现、实验室检查、急救、治疗及预后等内容进行了详细的介绍。本书结合了国内外最新研究成果和发展趋势，突出强调急危重症的最新诊断原则和治疗手段，尽可能地向广大读者展示急危重症诊疗方面的发展动向。此外，本书重视理论指导实践，在兼顾基础内容的同时，为临床工作者提供了行之有效的急救方案，适合各级医院临床医师、护士及医学院校师生阅读使用。

图书在版编目（CIP）数据

　　临床急诊急救与重症护理 / 尹弘伟等主编. --上海 ：
上海交通大学出版社，2023.12
　　ISBN 978-7-313-29409-8

　　Ⅰ．①临… Ⅱ．①尹… Ⅲ．①急诊②急救③险症—护
理 Ⅳ．①R459.7

　　中国国家版本馆CIP数据核字（2023）第169775号

临床急诊急救与重症护理
LINCHUANG JIZHEN JIJIU YU ZHONGZHENG HULI

主　　编：尹弘伟　王　敏　赵　洁　沈玉君
出版发行：上海交通大学出版社
邮政编码：200030
印　　制：广东虎彩云印刷有限公司
开　　本：710mm×1000mm 1/16
字　　数：220千字
版　　次：2023年12月第1版
书　　号：ISBN 978-7-313-29409-8
定　　价：198.00元

地　　址：上海市番禺路951号
电　　话：021-64071208
经　　销：全国新华书店
印　　张：12.5
插　　页：2
印　　次：2023年12月第1次印刷

编委会

◎ **主　编**

尹弘伟　王　敏　赵　洁　沈玉君

◎ **副主编**

张　倩　陈家祯　龚丽娜　武丽丽

◎ **编　委**（按姓氏笔画排序）

王　浩（河南科技大学第一附属医院）

王　敏（山东省枣庄市妇幼保健院）

尹弘伟（山东省泰山医院）

沈玉君（山东省淄博市中医医院）

张　倩（山东省济宁市兖州区人民医院）

张玉萍（山东省菏泽市牡丹区中心医院）

陈家祯（广东省江门市中心医院）

武丽丽（山东省济宁市兖州区中医医院）

赵　洁（山东省梁山县人民医院）

龚丽娜（中南大学湘雅三医院）

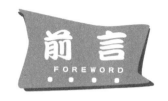

前言
FOREWORD

急危重症医学是在国内 20 世纪末新兴并得以迅速发展起来的一门学科,该学科的特点是跨专业、多学科。随着国内外科学技术迅猛地发展,急危重症医学不论是基础理论知识,还是临床救护技术,均发生了深刻的变化,大量的新知识、新技术开始应用于临床。由于急危重症患者的病情危重且复杂多变,医护人员必须动态掌握患者病情变化,给予准确的救护方案并根据患者实际病情变化及时合理地调整救护方法,因此,临床医师必须善于学习,才能不断更新观念、掌握新技术、增长新才干,更好地造福患者。鉴于此,我们组织了多名长期从事危重症急救与监护工作的专家一起精心编撰了本书。

本书在章节构架上分 7 章,首先介绍了常用救治技术;然后重点阐述了各系统急危重症的救治,包括神经系统、循环系统、呼吸系统等;最后介绍了重症护理相关内容。全书在节文构架组成上,对急危重症的发病病因、临床表现、辅助检查、临床诊断、常用药物、治疗方案等进行了详细叙述,条理清晰地讲述了临床诊疗过程中可能遇到的实际问题。编写过程中注重实战需要,突出急危重症救治的可操作性、实用性及相关依据的充分性。编写本书的目的是为了帮助临床医师达到医疗质量持续改进,降低患者风险,提高临床治疗效果,利于提高急诊科及相关工作人员的急救水平。全书结构严谨、思路清晰、内容丰富,兼顾实用性、前沿性、可读性,既适合临床各专科医护人员使用,又适合急诊室、重症加强监护病房、卒中单元等医护人员阅读参考。

由于急危重症医学发展速度快，病种繁多，新药物和新技术不断涌现，加之各位专家文笔风格不一，书中难免存在不足之处，敬请各位同道指正，以便不断修正和完善。

《临床急诊急救与重症护理》编委会

2022 年 8 月

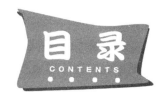

目 录
CONTENTS

第一章

常用救治技术

第一节　心肺复苏

心肺复苏术（cardiopulmonary resuscitation,CPR）是针对心脏搏动、自主呼吸停止所采取的抢救措施,即应用胸外按压形成暂时的人工循环并恢复心脏自主搏动和血液循环,用人工呼吸代替自主呼吸并恢复自主呼吸,达到恢复自主循环和挽救生命的目的。

一、适应证

心脏搏动、自主呼吸停止的患者。

二、操作过程

心肺复苏的基本程序是"C、A、B",分别指胸外按压、开放气道、人工呼吸。

(一)快速识别和判断心搏骤停

在环境安全情况下,轻拍或摇动患者双肩,大声呼叫:"喂,你怎么了?",以判断患者有无反应,同时快速检查患者有无有效呼吸,应在10秒内完成。

(二)启动急救反应系统

如果患者没有反应、无有效呼吸,应立即呼救,启动急救反应系统,在院外拨打"120",院内应呼叫其他医护人员,尽快获取除颤仪及抢救物品,并组成抢救团队。

(三)循环支持(circulation,C)

1.判断大动脉搏动

检查成人颈动脉搏动的方法是使用2个或3个手指找到气管,将手指滑到

1

气管和颈侧肌肉之间的沟内即可触及,触摸时间至少5秒,但不超过10秒。儿童和婴儿可检查其肱动脉或股动脉。如果触摸不到动脉搏动,应立即进行胸外按压。

2.胸外按压

成人按压部位在胸部正中,胸骨的中下部位,两乳头连线之间的胸骨处。操作者在患者一侧,一只手的掌根部放在胸骨两乳头连线中点处,另外一只手叠加在其上,两手手指交叉紧紧相扣,紧贴胸壁的手指尽量向上,避免触及胸壁和肋骨,减少按压时发生肋骨骨折的可能性。按压者身体稍前倾,双肩在患者胸骨正上方,双臂绷紧伸直,按压时以髋关节为支点,应用上半身的力量垂直向下用力快速按压。按压频率在每分钟100~120次,胸骨下陷至少5 cm,胸骨下压时间及放松时间基本相等,放松时应保证胸廓充分回弹,尽量减少对胸壁施加残余压力,但手掌根部不能离开胸壁。尽量减少胸外按压间断,或尽可能将中断控制在10秒钟以内。婴儿按压部位在两乳头连线之间的胸骨处稍下方。8岁以下儿童患者按压深度至少达到胸廓前后径的1/3,婴儿大约4 cm,儿童大约为5 cm。成人心肺复苏,不论是单人还是双人CPR,胸外按压/通气比例均为30∶2,单人儿童和婴儿CPR亦如此。但双人CPR时,儿童和婴儿的胸外按压与通气比例为15∶2。

(四)开放气道(airway,A)

1.仰头抬颏(颌)法

此方法是操作者将一手小鱼际置于患者前额,使头部后仰,另一手的示指与中指置于下颌角处,抬起下颏(颌)。注意手指勿用力压迫下颌部软组织,防止造成气道梗阻。

2.托颌法

操作者站在患者头部,肘部可支撑在患者躺的平面上,双手分别放置在患者头部两侧,拇指放在下颏处,其余四指握紧下颌角,用力向上托起下颌,如患者紧闭双唇,可用拇指把口唇分开。

(五)人工呼吸(breathing,B)

每次通气应在1秒钟以上,通气量使胸廓轻微起伏即可。如果患者有自主循环存在,但需要呼吸支持,人工呼吸的频率为10~12次/分,即每5~6秒钟给予人工呼吸1次。婴儿和儿童人工呼吸的频率为12~20次/分,即每3~5秒钟给予通气1次。没有自主循环存在时,已建立高级气道者,人工呼吸的频率为

8～10 次/分,即每 6～8 秒给予人工呼吸 1 次。

(六)心肺复苏效果的判断

复苏有效时,可见瞳孔由散大开始回缩,面色由发绀转为红润,颈动脉搏动恢复,患者有眼球活动,睫毛反射与对光反射出现,甚至手脚开始抽动,自主呼吸出现等表现。

三、注意事项

(一)高质量心肺复苏的要点

按压频率为 100～120 次/分(15～18 秒按压 30 次),按压深度至少 5 cm,保证胸廓充分回弹,尽量减少中断,避免过度通气。

(二)按压者的更换

多个复苏者时,可每 2 分钟换一位按压者,换人操作时间应在 5 秒钟内完成,以减少胸部按压间断的时间。

第二节 心脏电复律

近半个世纪前,人们发现电流通过人体可诱发心室纤维震颤。1947 年首例用电击对开胸后的心脏除颤治疗成功,随后有学者研制出一种交流除颤器,用于闭合胸壁患者体外电击除颤。1962 年又有学者叙述了一种使用直流电的新型除颤器,直流除颤器的输出实际上并非直流,因为其电流强度是随时间改变的,但这种输出基本上是单相的,从此开辟了电治疗的新纪元。虽然现代除颤器使用的多是单相波除颤,但双相波除颤是新近除颤器发展的主要趋势,并已显示了其市场前景和临床应用的价值。

一、基本原理

一定强度的电流作用于心脏可以引起心室颤动(简称室颤),引起室颤所需的最小电流量称为室颤阈。以大于室颤阈的电流作用于心脏,尤其当作用于心室肌的易损期时,容易发生室颤,其原因是强度不太大的电流足以兴奋部分心肌,但还不足以兴奋全部心肌,于是心脏有不同部分发生不应期差,易引起折返而导致心室颤动。若所用电流甚小(在室颤阈以下),则虽可发生心肌的反应,但

3

不会引起室颤。若所加电流强度甚大,使整个心肌几乎同时除极,则心脏发生协调的收缩,不致产生室颤,并可使室颤中止。从实验中发现电流刺激的时间越长,易损期也长,而阈值则减小,容易发生颤动。

基于上述实验结果,目前认为电复律的机制有两点。

(1)电流使所有心肌同时除极,然后由最高自律性的起搏点(通常为窦房结)控制心脏而达到复律。为此,需用较高能量的电流。

(2)电流使一部分心肌除极而中断一个或多个折返途径,使原来循环折返不已的机制中止。因此,用较低能量的电流也可以治疗成功。

从临床上看,电复律有效的心律失常多数属于折返机制,如属灶性兴奋性过高则电复律后极易再发。心房颤动(简称房颤)电复律后少数患者转为心房扑动,此现象较易用后一机制解释;另一方面,也支持后一机制的真实性。

二、适应证与禁忌证

(一)急诊电复律指征

1.室上性心律失常

(1)室上性心动过速(简称室上速):经刺激迷走神经的方法及药物治疗无效,并有明显的血流动力学改变者。

(2)急性心肌梗死:合并室上速、心房扑动或心房颤动,室率较快,伴有明显的血流动力学障碍者。

(3)预激综合征:合并极快心率的室上性心动过速(心室率超过200次/分)、合并房颤(心室率较快),药物治疗无效,伴有血流动力学明显障碍者。

2.室性心律失常

(1)室颤:电复律治疗的绝对指征,并应当分秒必争地进行,在30~45秒内转复为窦性心律最佳,最迟不宜超过4分钟。

(2)室性心动过速(简称室速):室性心动过速伴有血流动力学的显著改变,并出现心力衰竭、休克等,应立即行电复律治疗。血流动力学改变不明显时,可先试用抗快速型室性心律失常的药物治疗,一旦无效立即行电复律术。

(二)择期电复律指征

1.室上性心动过速

药物及兴奋迷走神经的方法治疗无效时,需考虑电复律治疗。

2.心房扑动

常首选电复律术治疗,一般情况下心房扑动对药物治疗的反应差,而电复律成功率高。

3.房颤

伴有下述情况的房颤应考虑电复律术治疗。

(1)房颤时室率过快,药物控制室律不满意或伴有心绞痛频繁发作或心力衰竭,电复律后有希望改善者。

(2)房颤持续时间不足1年,心脏无显著增大者。

(3)近期有栓塞史者。

(4)去除基本病因后房颤仍持续,如甲状腺功能亢进症治愈后,心脏瓣膜病或缩窄性心包炎术后4～6个月仍为房颤者。

(三)禁忌证

(1)洋地黄中毒性心律失常和/或低钾血症引起的快速性心律失常(室颤除外)者。

(2)房颤或室上性心动过速伴高度或完全性房室传导阻滞者。

(3)病态窦房结综合征。

(4)复律后不具备长期用药物维持治疗者或药物维持治疗下反复发生房颤者。

(5)巨大左房或二尖瓣有明显反流者。

(6)心脏扩大明显,心胸比例>60%,房颤病史>5年者。

(7)风湿性心脏病伴房颤,且风湿活动者。

(8)器质性心脏病心力衰竭未纠正者。

三、操作方法

(一)术前准备

(1)房颤伴有心力衰竭者,先用洋地黄等药物控制心室率,改善心功能,使心率在休息状态下为70～80次/分,可提高转复成功率。但在复律前2天应停用强心利尿剂,纠正低血钾或酸中毒。

(2)过去有栓塞史,超声心动图发现有心房内附壁血栓及人造生物瓣膜者,均应在复律前用华法林类药物抗凝2周,复律后应继续服用至少2周。

(3)房颤者复律前2天服用胺碘酮。

(4)直流电复律除颤器、气管插管器械和急救药品。

(二)非同步直流电复律

(1)两电极板涂导电糊或用湿生理盐水的纱布包裹,分别放在心尖部和胸骨右缘第 2～3 肋间,两电极相距约 10 cm,避免两电极间因盐水或导电糊而短路。

(2)打开除颤器电源开关,选择"非同步"按钮。

(3)按充电按钮,充电能量至需要水平。

(4)按放电按钮,此时患者身体抽动一下说明已放电,此后立即移去电极。

(5)观察示波器或记录心电图,判断患者心律是否已转为窦性心律,不成功时应立即准备第二次放电。除观察心电外还应注意患者的神志、发绀情况等。

(6)开胸手术或开胸心脏按压抢救时,将消毒心电极板用消毒盐水纱布包扎后,分别置于心脏前后。充电、放电等操作与胸外心脏电除颤相同,阴极置于左心缘,阳极置于右心缘(两电极板相距应较远),能量常为 20～50 J。

(三)同步直流电复律

(1)患者卧于木板床上,或背部垫木板,空腹并术前排空小便,建立静脉输液通道。测血压,记录 12 导联心电图以了解心律失常和 ST 段情况,接好心电示波连续监测。

(2)选择 R 波较高的导联进行观察,测试同步性能,将电钮放在同步位置,则放电同步信号应在 R 波降支的上 1/3。除颤电极板的放置位置和方法同前。

(3)常用硫喷妥钠和地西泮或丙泊酚麻醉。缓慢注射地西泮 20～30 mg,同时嘱患者报数"1,2,3"直至患者入睡,睫毛反射消失。按压充电按钮,根据不同心律失常类型选用不同能量充电(单项波除颤器:心房扑动为 50～100 J,心房颤动、室上性心动过速、室性心动过速为 100～150 J)。一切工作人员离开床边,放电方法同前,但应持续按压放电按钮,待放完电后再松手。首次失败后间歇 5～10 分钟后进行第二次放电,能量可增加 50～100 J。若再不行,可进行第 3 次电击。一般来说,择期性电复律一天内不超过 3 次。

(4)复律成功后,应观察患者血压、心律、呼吸,直到患者清醒。清醒后让患者四肢活动,观察有无栓塞现象。术后给予维持剂量的抗心律失常药物,胺碘酮每天 0.1～0.2 g,可继续服用 3～6 个月,也可用几年。

四、注意事项

(一)室颤和室性扑动

应按心脏骤停复苏处理,必须分秒必争地除颤。因患者神志消失,故无须行麻醉。电除颤的成功标志是心电图由室颤或室扑变成一条直线,至于是否复律,则由窦房结或房室结是否能复跳所决定。如电击后心电图为一直线而不复跳,则应注射肾上腺素及进行心外按压。

（二）"潜伏"室颤

对已经停跳的心脏进行除颤并无好处，然而少数患者的一些导联有粗大的室颤波形，而与其相对导联则仅有极微细的颤动，或出现一条直线类似于心脏停搏，称为"潜伏"室颤，在 2 个导联上检查心律有助于鉴别这种现象。更重要的是，有研究提出"误导"心脏停搏是由于技术错误而导致心搏呈现直线（如无电源、未接导联、参数设置错误、导联选择不正确）的现象，临床上这种情况大大多于潜伏的室颤。为了应付随时可能发生的室颤，除颤器应随时处于待机状态。建立使用检查记录能避免除颤设备性能障碍和不正确操作，而不适当地维护或电源故障通常是除颤器性能障碍的主要原因。

（三）电极板

电极板放置的部位有 2 种：一前一后，阳极放在左背部肩胛下区，阴极放在胸骨左缘第 4 肋间水平；一左一右，阴极放在左腋前线的心尖水平，阳极放在胸骨右缘2～3肋间处。如胸部有埋藏起搏器者，应尽量避免电极板接近起搏器。电极板应涂以导电糊或包裹盐水纱布，且加压而使电极板紧密接触胸壁。注意两电极板不宜相接近，亦不宜让导电糊或盐水相通，以免短路。

（四）同步与非同步模式

（1）电复律时电流应与 QRS 波群相同步，从而减少诱发室颤的可能性，如果电复律时正好处在心动周期的相对不应期，则可能形成室颤。

（2）在转复一些血流动力学状态稳定的心动过速时，如室上性心动过速、房颤和房扑，同步模式可避免这种并发症的发生，室颤则应用非同步模式。

（3）有些室性心动过速及预激综合征合并房颤的患者采用同步模式复律非常困难。因为 QRS 综合波的形态变化很大，除颤器不能识别 R 波，故无法放电，此时可选择非同步模式复律。但是，室性心动过速用非同步模式电击后，可能恢复窦性节律，也可能由于电流与 QRS 波群不同步，落到心肌易损期，转变为室颤。此时应再用非同步模式除颤，使之恢复窦性节律。

（4）室性心动过速时患者如存在无脉搏、意识丧失、低血压或严重的肺水肿，可适时选择非同步电复律，以避免因反复试图用同步模式复律不成功，而延误治疗。

（5）发现室颤或无脉性室性心动过速一般应在数秒钟内给予电除颤。

（五）电复律术的并发症

电复律术的并发症发生率为 4％～6％，部分并发症与麻醉有关。

1.低血压

使用高能量放电时容易出现低血压,不需特殊处理,数小时后自行恢复。

2.心肌损伤及心肌顿抑

复律后可出现心肌损伤性心电图表现,可持续一段时间,不需特殊处理。

3.心律失常

电复律术可引起多种心律失常,多数情况历时短暂,不需处理。诱发室性快速性心律失常时,可再次电击治疗。

4.栓塞

少数病例可发生肺血管或周围血管栓塞。可在术前服适量抗凝药物,但不作为常规用药。

五、自动体外除颤器

自动体外电除颤(automatic electrical defibril ator,AED)使用非常方便,尤其适合急诊使用。其结构主要包括自动心脏节律分析和电击咨询系统,还可建议术者实施电击,而由操作者按下"SHOCK"按钮,即可行电除颤。

使用 AED 前,须首先判断是否有以下禁忌证:患者处在水中;患者为 8 岁以下或体重＜25 kg 的儿童;除颤部位敷有外用药物;患者装有起搏器或自动体内除颤器。

操作程序如下:患者仰卧,AED 放在患者耳旁,在患者左侧进行除颤操作,这样方便安放电极,同时可另有人在患者右侧实施 CPR。

(一)四步操作法

1.第一步——接通电源

打开电源开关,方法是按下电源开关或掀开显示器的盖子,仪器发出语音提示,指导操作者进行以下步骤。

2.第二步——安放电极

迅速把电极片粘贴在患者的胸部,一个电极放在患者右上胸壁(锁骨下方),另一个放在左乳头外侧,上缘距腋窝 7 cm 左右。若患者出汗较多,应事先用衣服或毛巾擦干皮肤。若患者胸毛较多,会妨碍电极与皮肤的有效接触,可用力压紧电极,若无效,应剔除胸毛后再粘贴电极。

3.第三步——分析心律

应确保不与患者接触,避免影响仪器分析心律。心律分析需要 5～15 秒。如果患者发生室颤,仪器会通过声音报警或图形报警提示。

4.第四步——电击除颤

按"电击"键前必须确定已无人接触患者,或大声宣布"离开"。当分析有需除颤的心律时,电容器往往会自动充电,并有声音或指示灯提示。电击时,患者会出现突然抽搐。第一次电击后,先不要重新开始CPR,AED会手动或自动重新开始心律分析。若心律仍为室颤,AED会发出提示并自动充电,后进行第二次甚至第三次除颤。以3次除颤为1组的目的是尽快判别,并治疗致死性心律失常。完成1组3次的除颤后,仪器会自动停止1分钟,以便再进行CPR。因此,3次除颤后,应检查患者的循环并进行1分钟的胸外按压和人工呼吸。

(二)电击指征

(1)重新出现室颤:3次除颤后,患者的循环仍未恢复,复苏者应立即实施CPR,若心律仍为室颤,则再行1组3次的电除颤,然后再行CPR,直至仪器出现"无电击指征"信息或行高级生命支持。

(2)不要在1组3次除颤的过程中检查循环情况,因为这会耽搁仪器的分析和电击,快速连续电击可部分减少胸部阻抗,提高除颤效果。

(三)无除颤指征

1.无循环体征

AED仪提示"无除颤指征"信息,检查患者的循环体征,如循环仍未恢复,继续行CPR。3个"无除颤指征"信息提示成功除颤的可能性很小。因此行CPR后,需再次行心律分析。心律分析时,应停止CPR。

2.循环体征恢复

如果循环体征恢复,检查患者呼吸,如无自主呼吸,即给予人工通气。若有呼吸,将患者置于恢复体位,除颤器应仍连接在患者身体上,如再出现室颤,AED仪会发出提示并自动充电,再行电除颤。

六、双相波除颤器

单相波是以单方向释放电流(从正极到负极,一次放电),如果单相波逐渐降至0伏特点时,则称之为"正弦衰减",如果单相波迅速下降,则称之为"指数截断"。这种采用单相波释放电流的除颤器称为单向波除颤器。相反,双相波电流在一个特定的时限是正向的,而在剩余的数毫秒内其电流方向改变为负向(从正极到负极,再从负极到正极,共两次放电),此双相指数截断波形能够有阻抗补偿。这种采用双相波释放电流的除颤器称为双向波除颤器。

1996年FDA批准了第一台双相波自动除颤器,除颤能量固定在150 J,有研

9

究比较其与传统单相正弦衰减波形 200 J 和 360 J 能量水平的除颤效果。结果表明:首次电除颤时 150 J 双相波除颤器能达到与 200 J 传统单相正弦衰减波形除颤器相同的除颤成功率,而前者造成 ST 段的改变明显小于后者。但目前双相波除颤最适能量尚未能确定,多首次使用<200 J 的固定能量。

双向波除颤器相比单向波除颤器有下列特点:①成效较高;②电流和电压较低,对心脏损害较小;③耗电量低,电池较轻和长寿。

总之,电复律是治疗心律失常以及使心脏复苏的主要方法,对于抢救严重心律失常极为有用。电复律术终止心动过速的疗效明显优于药物治疗,在密切监护患者的条件下,以一精确调控的"电荷量"便可立即且安全地使心律恢复为窦性。其次,电复律术中鉴别快速心律失常是室上性还是室性也不如药物治疗时迫切,不需费时调节药物剂量,避免了药物不良反应。故电复律术具有安全、迅速、高效而又操作简便的特点,已成为一种临床常规治疗方法。

第三节 气 管 插 管

气管插管术是指将气管导管经口或鼻插入气管内以建立有效气道的技术。其目的是保持气道的畅通;便于呼吸道管理及进行辅助或控制呼吸;清除呼吸道分泌物或异物;解除上呼吸道阻塞,减少气道阻力及无效腔;防止误吸胃内容物、血液及分泌物;提供复苏药物的给药途径。

根据插管时是否用喉镜显露声门,分为经口明视插管术和经鼻插管术。临床急救中最常用的是经口明视插管术。

一、适应证

(1)呼吸、心搏骤停行心肺复苏者。

(2)呼吸功能衰竭需行有创机械通气者。

(3)气道梗阻者。

(4)气道分泌物不能自行咳出而需直接清除或吸出气管内痰液者。

二、禁忌证

气管插管没有绝对的禁忌证,但当患者有下列情况时应慎重操作。

(1)喉头水肿,气道炎症,咽喉部血肿、脓肿。

（2）胸主动脉瘤压迫或侵犯气管壁。

（3）颈椎骨折或脱位。

（4）严重出血倾向。

（5）面部骨折。

三、操作前护理

（一）患者准备

患者取仰卧位，头后仰，使口、咽、气管呈一条直线。如果喉头暴露不好，可在肩背部或颈部垫一小枕，使头尽量后仰。插管前使用简易呼吸器给予患者吸纯氧数分钟，以免因插管费时而加重缺氧。检查患者牙是否松动或有无义齿，如有义齿应事先取出并妥善保存。

（二）物品准备

准备气管导管、喉镜、气管导管芯、牙垫、注射器、吸痰管、吸引器、呼吸面罩及呼吸气囊、开口器等。气管导管多采用带气囊的导管，婴幼儿选用无气囊导管。喉镜有成人、儿童、幼儿3种规格；镜片有直、弯2种类型，常用为弯形片，因其在暴露声门时不必挑起会厌，可减少对迷走神经的刺激。检查所需物品是否齐全、性能良好，如喉镜光源、导管气囊等。

（三）用药准备

根据医嘱使用镇静药、肌松剂或局部麻醉剂。

四、操作过程

（1）体位：将患者安置于仰卧位，头后仰，充分开放气道。

（2）准备导管：将管芯插入气管导管内并确保管芯位于导管前端开口1 cm处。

（3）暴露声门：操作者右手拇指推开患者的下唇和下颌，示指抵住上门齿，使嘴张开。左手持咽喉镜，从右嘴角置入，将舌体推向左侧，此时可见到腭垂（此为声门暴露的第一个标志）。顺舌背将喉镜前进至舌根，即可看到会厌的边缘（此为声门暴露的第二个标志），看到会厌边缘后，可继续稍作深入，使喉镜片前端置于会厌与舌根交界处，上提喉镜即可看到声门。操作过程中应注意以左手腕为支撑点，而不能以上门齿作为支撑点。

（4）清理气道，插入导管：使用吸痰管充分吸引视野处分泌物。操作者右手持气管导管，对准声门，在吸气末（声门开放时），轻柔地插入导管过声门1 cm左右，迅速拔除管芯,导管继续旋转深入气管,插入深度为成人 4～6 cm,小儿 2～3 cm。

(5)判断导管位置:安置牙垫,退出喉镜。连接简易呼吸器进行通气,观察胸廓有无起伏,同时听诊两肺呼吸音是否对称,确定插管是否成功。有条件时可应用二氧化碳浓度量化波形图判断。

(6)固定导管,封闭气道:用长胶布妥善固定导管和牙垫。将气管导管囊内充气,一般需注入 5～10 mL 气体。

(7)连接人工通气装置。

五、操作后护理

(一)气管插管的护理

随时了解气管导管的位置及固定情况,防止气管导管脱出。保持气管导管通畅,及时吸出口腔及导管中的分泌物。按时给予雾化吸入,保持气道内的湿润。

(二)病情观察

严密观察患者生命体征、血氧饱和度及两侧胸廓起伏等变化。

六、注意事项

(1)插管前使用简易呼吸器让患者吸纯氧数分钟,以免因插管费时而加重缺氧。

(2)根据患者的性别、体重、身高等因素选择合适型号的气管导管,男性患者一般选用内径 7.5～8.5 mm 导管,女性一般用内径 7～8 mm 导管。小儿气管导管内径的选择,可利用公式做出初步估计:导管内径(mm ID)＝4.0＋(岁数÷4)。

(3)插管时,动作轻柔、准确,以防造成损伤。

(4)确定气管导管插入深度,自门齿起计算,通常男性插入深度为 22～24 cm,女性插入深度为 20～22 cm。气管导管顶端距气管隆嵴大约 2 cm。

第四节　球囊-面罩通气

球囊-面罩通气又称简易呼吸器,是指通过面罩与患者连接进行人工通气的简易方法,无须建立人工气道,使用方便,更符合生理状况。

一、适应证

(1)心肺复苏、需行人工呼吸急救的患者。

(2)危重患者转运或临时替代呼吸机的人工通气。

二、禁忌证

(1)中等以上活动性咯血。

(2)颌面部外伤或严重骨折。

(3)大量胸腔积液。

三、操作前护理

(一)患者准备

松解患者衣领,取仰卧、去枕、头后仰体位。检查口鼻腔内有无分泌物,有无义齿,如有义齿应事先取出并妥善保存。如有分泌物,应将患者头偏向一侧,清除其口鼻腔内的分泌物。

(二)物品准备

选择合适的面罩,以便得到最佳使用效果。进气阀与供氧装置连接,调节氧流量至氧气储气袋充盈(氧流量 10～15 L/min),如无供氧装置,可暂时用空气替代。

四、操作过程

操作方法分为单人操作法和双人操作法。

(一)单人操作法(EC 手法)

操作者位于患者头部的正后方,采用托颌法开放气道,保持气道通畅。一只手将面罩封闭患者口鼻,用拇指和示指呈"C"形按压面罩,保持面罩的适度密封;中指和无名指放在下颌下缘,小指放在下颌角后面,呈"E"形,保持气道开放状态。用另外一只手均匀地挤压球囊,送气时间为 1 秒以上,每次充气量以见到胸廓起伏为宜,通气间要使胸廓充分回缩与放松。

(二)双人操作法(双 EC 手法)

由一人固定或按压面罩,方法是操作者分别用双手的拇指和示指呈"C"形按压面罩,保持面罩的适度密封;双手的中指和无名指放在下颌下缘,小指放在下颌角后面,将患者下颌向前拉,畅通气道。由另一个人挤压球囊。

五、操作后护理

(一)病情观察

使用简易呼吸器过程中密切观察患者的通气效果,如胸腹起伏、皮肤颜色、听诊呼吸音、生命体征和血氧饱和度等。

(二)物品处理

消毒使用后的球囊-面罩,并检测球囊的性能。

六、注意事项

(一)选择适宜通气量

挤压球囊时应注意潮气量适中,通气量以见到胸廓起伏即可,为 400～600 mL。

(二)选择适当呼吸频率

美国心脏协会 2010 年建议,如果患者存在脉搏,应每 5～6 秒给予 1 次呼吸(10～12 次/分)。如果患者没有脉搏,则使用 30∶2 的比例进行按压-通气。如果有高级呼吸道,应每分钟给予 8～10 次呼吸。如果患者尚有微弱呼吸,应注意尽量在患者吸气时挤压气囊,以保持和患者呼吸的协调。

(三)使用后球囊-面罩处理

球囊-面罩使用后要进行严格的消毒处理,检测球囊的性能后备用。具体检测步骤如下。

1.检测入气情况

按压球囊,堵塞通气阀,球囊迅速回弹,说明入气口通畅。

2.检测储气装置密闭性

堵塞通气阀,按压球囊,球囊不可下压,说明储气装置无漏气。

3.检测通气情况

连接储气袋于通气阀,按压球囊,储气袋充盈,鸭嘴阀开放与闭合方向正确,通气顺畅,表明通气阀通畅,通气方向正确。

4.检测呼气情况

充盈储气袋后,按压储气袋,通气阀瓣膜上下摆动,说明肺内气体可呼出,患者有自主呼吸时气体可排出体外。

5.检测气体补充情况

充盈储气袋,接储气袋于入气阀,按压球囊,储气袋迅速排空,说明当通气不足时,可从储气袋内摄入补充。

6.检测过多气体排出情况

充盈储气袋,接储气袋于入气阀,按压储气袋,储气袋瓣膜上下摆动,说明当通气过量时,可经储气阀排出。

7.检测氧气入口通畅情况

按压球囊排出球囊气体,堵塞空气入气口,球囊缓慢回弹,说明氧气入口通畅,球囊内可获氧气充盈。

第五节　高 压 氧 疗

一、高压氧的基本原理

在高压(超过常压)的环境下,呼吸纯氧或高浓度氧以治疗缺血缺氧性疾病和相关疾病的方法,即高压氧治疗。它是一种特殊的氧治疗方法,具备常压环境下一般氧疗所远不能起到的治疗作用。在治疗机制、治疗方法和治疗效果等方面较之一般氧疗都发生了极大的变化,有了质的飞跃。

高压氧具有独特的治疗机制。高压氧能极大地增加肺泡氧分压,提高血氧张力,增加血氧含量。在通常情况下,即常压(1 ATA),血液输送氧有两种方式:一是血红蛋白结合氧(HbO_2),每克 Hb 可结合氧 1.34 mL;二是血浆中的物理性溶解氧,其中溶解氧占量甚微。然而在氧的传递过程中,溶解氧是非常重要的。因为不论在常压或高压下氧均以溶解状态供组织利用。在高压氧下,Hb 结合氧的增加是有限的,而根据气体物理学的 Dolton 定律和 Henry 定律,血浆中的物理性溶解氧则可随氧压的增高而成正比地上升。Dolton 定律(气体分压定律)指出:当温度不变,混合气体的总压力等于各组成气体分压的和;Henry 定律(气体溶解定律)指出:在相同温度下,气体溶入液体的量与该气体的压强成正比。在空气成分中,氧约占 21%,氮约占 78%,CO_2 约占 0.04% 及其他一些稀有气体。因此,在常压正常生理情况下,呼吸空气时 PaO_2 在 13.3 kPa 左右,若改吸纯氧,则 PaO_2 可在 86.7 kPa;氧可提高 6 倍以上,达 2.0 容积%;当呼吸 3 ATA 纯氧时,PaO_2 可高达 285.3 kPa,血浆物理性溶解氧可增至 6.4 容积%(此值已高于正常静息状态下一般动静脉氧含量差 5.6 容积%),与常压下呼吸空气时的溶解氧

0.3 容积％相比,则超过其 20 余倍。

相应地,高压氧下的淋巴液、组织间液、脑脊液、各类组织细胞的氧分压也都增高,例如,淋巴液氧分压提高 10 倍,约 80.0 kPa。

高压氧能显著地增加组织的氧储量,在常温、常压下,平均每公斤组织的氧储量约为 13 mL,正常时平均每公斤组织的耗氧量为 3~4 mL/min。按推算,循环阻断的安全时限为 3~4 分钟,在 3 ATA 下呼吸纯氧,平均每公斤组织的氧储量增至 53 mL,相当于常压条件下的 4 倍多,此时循环阻断的安全时限可延长到 8~12 分钟。若应用氧和 2％CO_2 混合气呼吸,循环阻断的安全时间将更长,达 17~26 分钟。若结合低温,如从 37 ℃降至 32 ℃,血中物理性溶解氧增加 10％,心肌耗氧量降低 20％,脑的耗氧量降低 35％以上,使循环阻断的安全时限进一步延长;如 3 ATA 纯氧,降温 5 ℃,阻断循环的安全时限可达 27~30 分钟。

血氧分压的增加,有利于氧的弥散,压差愈大,弥散速率愈快,有效弥散半径延伸,弥散轮、弥散范围都扩大。高压氧可有效地应用于治疗因组织水肿而使毛细血管与周围细胞间距扩大的病理状态,如脑水肿、肺水肿及其他间质水肿等所造成的氧弥散障碍;也可用于毛细血管损伤或血流淤滞而造成的供氧障碍疾病,如脑梗死、小面积心肌梗死、断肢(指)再植、植皮、烧伤、冻伤、顽固性溃疡等。一般在常压下吸氧是不能足够地增加氧的有效弥散距离,而应用高压氧能达到这一目的。

高压氧能极其有效地改善机体的缺氧状态,对心、脑、肝、肾等重要器官有保护作用;高压氧有直接或反射性地引起血管收缩的作用,使血管阻力增加,血流量减少。但由于血氧含量的急剧上升,总的供氧仍有显著增加,因此既改善脑缺氧,又降低颅内压,减轻脑水肿,能有效地打断缺氧-水肿的恶性循环。因此,高压氧对组织缺氧,尤其是对脑缺氧、脑水肿、肺水肿等的治疗具有重要的价值。

高压氧具有促进血管新生,创伤修复的作用。高压氧可使缺血缺氧病损区域获得有治疗意义的氧水平,达到并超过血管修复、创伤愈合所需要的临界氧张力。可以说,高压氧是血管修复的始动因素,由于修复血管床、疏通微循环,从而改善组织细胞(尤其像脑细胞)的供血缺氧,使受缺血缺氧损害的神经组织重新获得丰富的氧供和其他营养要素,使脑组织的能量代谢得到改善。由此,高压氧又是促进组织细胞(尤其像神经组织、脑细胞)修复的始动因素,由于脑血管床修复,组织能量代谢改善,促进了神经组织的修复,使处于“可复性缺血缺氧间生态”的神经组织,即受缺血缺氧损害而未完全变性坏死的“半暗带”区的组织有逆转的可能,得以恢复功能。研究还表明,成纤维细胞的移动距离决定于相邻毛细血管内及细胞外液的氧分压,成纤维细胞的分裂和产生胶原,要求至少 PO_2 为 $2.7\sim4.0$ kPa,吸常压氧不能使病变组织局部的 PO_2 有效地提高,而 $2\sim2.5$ ATA 氧可提高创伤部位的 PO_2 到正常水平 4.0 kPa 以上乃至更高的水平。在这种高压氧合作用下,组织细胞代谢旺盛,ATP 生成增多,促进成纤维细胞的活动和分裂,以及胶原纤维的形成。从而促进血管内皮细胞的再生和新的毛细血管生成和连接,加速侧支循环的形成。有学者曾观察到外伤性血运障碍的年轻患者,在高压氧治疗期间,侧支循环可在 1 周内建立。由于重建血管床,改善微循环,进一步改善了组织的缺血缺氧或低氧状态,因此有利于创伤组织的修复。此外,高压氧条件下,破骨细胞的活性达 100%,有利于骨再生。

高压氧有抑制和杀灭细菌的作用,尤其是对厌氧菌,高压氧能抑制和破坏厌氧菌产生的多种毒素,如破坏 α-外毒素,能迅速有效地解除中毒症状;对需氧菌方面,高压氧可抑制其生长,如在 1.3 ATA 氧下,葡萄球菌的生长能被抑制。此外,在创伤感染情况下,氧分压在 4.0 kPa 以下,则白细胞杀灭金黄色葡萄球菌的能力下降;应用高压氧能增强白细胞的活力和吞噬功能。因此,可以说高压氧有抗感染作用,并和某些抗生素有协同作用。

高压氧是潜水减压病和其他原因造成的气体栓塞的主要而具有针对性的疗法。气体物理学的 Boyle-Mariotle 定律指出:在温度、质量相同的情况下,气体的体积和压力成反比。由此气泡能因加压而缩小,重新溶解于血液;并由于吸入高压氧,取代和置换气栓的主要成分中性气体氮,从而达到消除气泡、置换氮体、改善缺氧、逆转组织变性的治疗目的。

高压氧是最有效的放射增敏剂,可应用于配合放射线、化学药物、激光等治疗癌肿。高压氧还被有效地应用于晚发放射损伤,是放射性组织坏死的主要治疗手段。

二、医用高压氧舱的种类和特点

高压氧治疗需要一个特殊的专用设备,即高压氧舱(简称氧舱)。其主体为耐压而密闭的舱体,氧舱整体系一个系统工程,其结构有加压供气系统、供氧系统、仪表控制系统、通信照明系统、安全报警和监视系统、空调系统、生物电测试和监护系统等。现代化氧舱是一个安全、实用、简洁、舒适、美观的医疗设备。根据其规模和使用情况一般可分以下几种类型:三舱七门式大型高压氧舱,或大型高压氧舱群。由手术舱、治疗舱、过渡舱组成。手术舱即高压氧手术治疗室,可以从实地进行心胸外科等大型手术,定员可达 20 人左右;治疗舱定员可容10~

16 人,或更大规模。手术舱和治疗舱均可用于对危急重症病员的综合抢救治疗。其具备的重症监护系统,应该设置成为高压氧条件 ICU 单元。手术舱和治疗舱的设计压力通常为 4.2 ATA,过渡舱设计压力可达 7～8 ATA,除供人员进出高压环境的过度使用外,过渡仓可用于潜水减压病的治疗需要。三舱之间由通道连接,可呈一列式排列,但多以直角式(L 形)布局。

(一)大型复式高压氧舱

大型复式高压氧舱通常又称多人舱,其形式和规模较为多样,如规模较大的可分两舱两室四门式和一舱两室三门式,定员可在 16～20 人;规模中等的如一舱两室两门式,定员 8～12 人;规模较小的一舱一室一门式,定员 4～16 人。这类舱可供多人同时治疗,医护人员陪舱直接对重危患者进行综合抢救治疗。其造价低于大型舱群,便于建造、购置,较易普及。

(二)中型高压氧舱

中型高压氧舱通常为单人纯氧舱(舱容较大者,应急时可容两人),即可直接使用高压氧加压的小型舱,也有用压缩空气加压、面罩吸氧的类型。单人纯氧舱有很好的实用性,它可满足除高压氧下的手术和综合抢救之外的各种高压氧治疗。

(三)单人舱

单人舱适合于各种创伤疾病的治疗,如断肢(指、趾)再植、烧伤、植皮、难治性溃疡、压疮、血管栓塞等,特别适用于气性坏疽等特异感染的抢救治疗,便于消毒隔离,预防交叉感染。便于治疗方案设计时个别对待,区别施治。用纯氧直接加压,与用空气加压的多人舱相比,病员反映舒适感好。其特点还有机动灵活,便于运输,价格便宜,很易普及。婴儿高压氧舱,为透明有机玻璃舱,直径为50 cm,长度 100 cm,设计压力为 2 ATA,实际上就是缩小了的小型单人纯氧舱,可专用于新生儿、婴幼儿的缺血缺氧性疾病的治疗。

单人纯氧舱除有钢材制作的外,在美、英等国已普遍采用舱体为耐压的优质有机玻璃制作,如美国的 Sechrist Monoplace Hyperbaric Systems,患者在舱内情况一目了然,除有心电监护外,还有辅助呼吸装置和加压输液装置,这样就较为理想地具备综合抢救治疗的性能。

我国对医用高压氧舱的生产管理已进入规范化、科学化、法制化的轨道,制订了新国标;必须经国家质量技术监督部门审定和批准,有关厂家才能生产医用高压氧舱。医疗单位应依据医院规模的大小,医疗、科研、教学等方面的需要和社会需求,从实际出发和前瞻性的考虑来配备和设置高压氧舱。

三、高压氧治疗的方法

正确地掌握和实施治疗方法是高压氧治疗取得疗效的关键。"运用之妙,存乎一心",既要周详地制订治疗方案,又要注意认真做好每一个舱次的治疗。

一次高压氧治疗包含加压、稳压吸氧、减压3个相关阶段,必须认真掌握好治疗的全过程,在各个阶段中都要牢记高压氧治疗的注意事项;必须缜密地防止可能发生的不良反应和杜绝意外事故,确保安全而有效的治疗。

(一)治疗压力的选择

高压氧舱治疗使用的压力通常分别为 1.6 ATA、1.7 ATA、2 ATA、2.5 ATA、2.8 ATA、3 ATA 等。1.6 ATA 用于婴幼儿的高压氧治疗、1.7 ATA 较少使用,或用于合并有老年性慢性支气管炎、轻度或中度肺气肿的患者。在通常的治疗中常用 2～2.5 ATA,急诊外科方面常用 2.5 ATA,并往往在初始治疗的若干次中,常用这一压力范围;尤其像对心肺脑复苏、休克、严重创伤等的高压氧治疗,其治疗压力的选择,应以既能迅速产生高氧效应、减轻组织水肿等为出发点,又不能因过高压力环境给机体带来超负荷的影响。应用足够而又适当的压力,起初 2～3 天高压氧舱治疗使用的压力可为 2.5 ATA,然后维持治疗时可用 2 ATA 或 2.2 ATA,以获得或超过组织修复所需要的临界氧分压;对严重创伤,包括并发创伤性休克等,都采用 2.5 ATA,并以此维持治疗为佳;对失血性休克,为代偿血容量可用 2.5 ATA、2.8 ATA 乃至 3 ATA;对晚期气性坏疽则用 3 ATA,以迅速有效地抑制和杀灭厌氧菌,并破坏其毒素的产生。治疗气栓症使用 3 ATA,主要是依据 Bolye 定律所揭示的原理,来选择治疗压力范围。

(二)吸氧方案

采用间歇吸氧方式,按照压力-吸氧时限来界定。有研究显示 2 ATA 吸氧 2.5 小时,肺活量减少 2%,若间歇 5～10 分钟,则可延长吸氧时间,保护肺组织,大大提高安全度,防止肺氧中毒;3 ATA 吸氧必须警惕神经型氧中毒的发生。具体吸氧方案一般有以下几种,如 2 ATA 20 分钟×4(间歇 5 分钟);30～40 分钟×2(间歇 5～10 分钟);2.5 ATA 20 分钟×4(间歇 5 分钟),30～40 分钟×2(间歇 5～10 分钟);3 ATA 20～30 分钟×2(间歇 5～10 分钟)。对急诊外科等危急重症的高压氧治疗,宜采用 2～2.5 ATA 40 分钟×2 或 30 分钟×3(间歇 5 分钟)的稳压吸氧方案,并且在加减压阶段均吸氧,即除间歇时间外,加减压及稳压阶段全过程吸氧,并必须采用一级供氧方式。

单人纯氧舱的吸氧方案：2 ATA 120 分钟，2.5 ATA 100 分钟，3 ATA 40～60 分钟。婴儿舱为 1.6 ATA 60 分钟。

(三)减压方案

高压氧治疗有多种减压方案，如均匀等速减压和阶梯式减压法等。但对危急重症病例均宜采用缓慢、等速、吸氧减压法，直至减压出舱后仍继续吸氧，以使机体适应从高压氧环境到常压环境的平稳过渡。对脑缺氧脑水肿患者也是预防脑压"反跳"的有效措施之一。

高压氧治疗通常都不是一两次治疗就告完成的，而是要数次、数十次，即几个疗程乃至相当长期的多个疗程治疗，以取得最佳的疗效。通常人为地拟订 10～12 次为 1 个疗程。例如，对一般创伤病患，为逆转创伤局部缺氧变性，促使组织存活，或对具有特殊疗效的气性坏疽、气栓症等高压氧治疗 1 周或 1 个疗程（相当于 7～10 次），就可取得极佳疗效；而对于重型颅脑损伤、脊髓损伤、长期昏迷、持续性植物状态(PVS)及严重的神经系统后遗损害等，则需用 40～60 次（4～6 个疗程）以上乃至更长疗程的高压氧治疗。总体说来，其疗程的安排是根据疾病种类、病情变化、机体的功能状态、年龄等因人而异；对一些常见的治疗适应证可有一定的治疗模式，但不能千篇一律地机械式地套用；对于急诊医学等方面危急重症的高压氧抢救治疗，必须认真掌握早期治疗、综合治疗、长疗程治疗，高气压条件下安全和合理用氧，防止不良反应和并发症，以及区别施治等治疗原则，全面考虑、精心设计治疗方案，科学地制订和安排疗程。

四、高压氧治疗的适应范围和禁忌证

在高压氧成功地应用于阻断循环心内直视手术等的同时，并确立了 CO 中毒、潜水减压病、气性坏疽等为高压氧治疗的绝对适应证，随着研究和临床实践的不断深入，高压氧治疗已涉及内、外、妇、儿、眼、五官、皮肤等临床各科，约 160 个病种。其适应范围概括地说：各种原因所致的全身或局部缺血缺氧性疾病及其有关病损。在危急重症医学领域，如休克、外伤性心搏呼吸骤停、颅脑损伤、脊髓损伤及其他严重创伤、挤压综合征、断肢再植、烧伤、加速创面愈合和提高植皮存活率、外科感染如厌氧菌感染等，高压氧治疗已被广泛采用。

(一)适应范围

一般来说，凡是缺氧、缺血性疾病，或由于缺氧、缺血引起的一系列疾病，高压氧治疗均可取得良好的疗效；某些感染性疾病和自身免疫性疾病，高压氧治疗也能取得较好的疗效。

（二）禁忌证

高压氧治疗的禁忌证都是相对的，只要医务人员注意学习和总结，不断地提高自己的专业水平，就可以消除不利因素，及时为患者行高压氧治疗。

（1）未经处理的气胸和活动性出血，无医务人员陪同不能进舱治疗。如病情需要，可在医务人员陪同下，边处理边治疗。

（2）血压过高：一般认为血压超过 21.3/14.7 kPa 不能接受治疗。临床上通常较灵活的处理这类患者，如患者前一天血压 26.0/14.7 kPa，经处理血压降为 22.0/14.7 kPa，虽然血压仍然较高，也可以酌情给予治疗。若患者平时血压偏低，比如 18.0/12.0 kPa，但患者有头痛、恶心、心跳加快等，无工作人员陪同也不能进舱治疗。

（3）严重肺气肿疑有肺大泡者：如需治疗该种患者应注意在减压时避免屏气，除去容易引起咳嗽等使肺泡压力升高的因素，必要时医务人员陪舱。

（4）上呼吸道感染时，有引起中耳气压伤和鼻旁窦气压伤的危险。较重的上呼吸道感染应暂停治疗，较轻的患者可酌情给予治疗。

（5）患有流感、肺结核、肝炎等传染病的患者应与其他患者隔离。

（6）过去有人认为癫痫患者不宜高压氧治疗。发作较轻的患者，不必限制治疗；严重的癫痫发作有些是脑损伤引起的，脑损伤不治疗，癫痫也不会消失，只要有医务人员陪舱，癫痫患者同样可以接受治疗。

（7）妊娠：动物实验证明妊娠早期行高压氧治疗，可增加先天性畸形的发病率，但没有实验证明人的情况。如有紧急情况，如 CO 中毒等，则应首先考虑孕妇的治疗。曾有数家报道，怀孕期间行高压氧治疗的孕妇所产的儿女未见异常。更有人在高压氧下为患有心脏病、肺病等不同程度缺氧的母亲分娩，所有母亲及胎儿的情况改善，未见并发症和后遗症。也有人对患有呼吸窘迫综合征的新生儿使用了高压氧，发现生产后 1～3 小时应用高压氧者 75% 康复。有人建议，患有心脏病、败血症、贫血、高血压、胎盘功能不全、肾病或胎儿宫内窘迫的孕妇应在高压氧下分娩。

五、高压氧治疗可能发生的不良反应

（一）减压病

减压病系由于在高压下过快减压，使溶解在血液中的氮气大量逸出，形成气泡，在血管内外形成栓塞和压迫所导致的病变。妥善地制订加压治疗方案、采用阶段减压法和按规定时间的缓慢等速减压法、吸氧减压法等可以预防。一旦发生,立即应用高压氧治疗解救。

(二)氧中毒

在高压下吸氧或长时间吸高浓度氧都会发生氧的毒性作用。前者重点影响中枢神经系统和肺,后者则主要导致肺氧中毒。一般认为常压下的连续吸纯氧12～24小时以上、2 ATA连续吸纯氧4～6小时以上、3 ATA连续吸纯氧2小时以上,即可导致不同类型的氧中毒。氧中毒分为4个类型:神经型氧中毒、肺型氧中毒、溶血型氧中毒、眼型氧中毒。2.5 ATA以上压力超过吸氧时限即可出现神经型氧中毒,3 ATA连续吸氧3小时,几乎每人都将发生癫痫大发作。3 ATA以上超过时限吸氧因代谢迅速紊乱,来不及表现肺部损害,而以神经型氧中毒表现为主。一般神经型氧中毒只要处理恰当,不会导致永久性损害。2～2.5 ATA以下压力吸氧及常压下吸高浓度氧,易导致肺氧中毒,除与压力-吸氧时限有关,在已有肺部损害的患者,如肺部感染、肺气肿、极度衰弱者更易引起。应用高压氧抢救治疗危重病例中肺氧中毒比其他类型氧中毒多见,而神经型氧中毒可能在使用3 ATA治疗气性坏疽或其他需要更高压力治疗疾病(如减压病等)时发生。此外,还有溶血型氧中毒,研究发现机体在高压氧环境中,可以发生不同程度的溶血,其程度随氧压的增高和持续时间延长而加重。但在常规的高压氧治疗中十分罕见,所造成的溶血也极微,无明显临床意义。眼型氧中毒,高压氧可使未成熟婴儿产生晶体后纤维组织增生、血管增生、视网膜功能障碍,因此对妊娠妇女和6个月以内的婴儿进行高压氧治疗应当慎重。

对于氧中毒,存在着个体差异,它可通过氧敏感试验反映出来。一般认为下列压力-吸氧时限是安全的:2 ATA 2小时、2.5 ATA 1.5小时、3 ATA 1小时。在高压氧治疗中,严格控制压力-吸氧时限,并采用间歇吸氧法,氧中毒是可以预防的。此外,巴比妥类、水合氯醛、维生素C、维生素E等药物对氧中毒的发生有预防和保护作用。

(三)气压伤

机体某些空腔部位,在加减压过程中,由于受压不平衡而引起相当的压差,可引起局部充血、水肿、疼痛,甚至损伤,如中耳气压伤、鼻窦气压伤、肺气压伤等。

1.中耳气压伤

中耳气压伤或称气压损伤性中耳炎,是高压氧治疗中较易发生的不良反应,有时可合并内耳气压伤。其病情表现取决于鼓室与外界的压差值:①1.3～

4.0 kPa时,可致耳膜凹陷,鼓膜松弛部位及锤骨柄附近内层充血;②8.0 kPa时,耳疼痛感,中耳黏膜血管扩张,出现充血及渗出;③10.7～13.3 kPa,剧烈耳痛及放射痛,鼓膜广泛充血,听力减退,中耳腔有渗出液。压差12.0 kPa时,咽鼓管即不可能再张开,即使使用捏鼻鼓气法(Valsalva咽鼓管吹张法)亦不能张开;④压差为16.0～26.7 kPa时,鼓膜穿孔、破裂、剧痛可随即消失,血性渗出液从外耳道流出或流入中耳及乳突小房,而感到耳内有一股温热感。

2.鼻旁窦气压伤

在压差0.1 ATA时,即可致剧痛。窦腔内的出血或血性分泌物在减压时可经鼻腔流出。

3.肺气压伤

肺气压伤主要发生在减压过程中,是由于肺内压突然高于或低于外界压力,压差>10.7 kPa导致肺组织撕裂和血管损伤,以致气泡进入血管和与肺相邻的部位,从而产生的一种紧张危险性疾病,它主要见于某些潜水事故和海滩中。高压氧治疗减压过程中,患者突然屏气或剧烈咳嗽,也有可能引起肺气压伤。有效的治疗方法是加压治疗,并对气胸等并发症紧急处理、对症治疗、积极抢救。严重者为幽闭恐怖。

(四)幽闭恐怖

国外有学者报道这类征象发生。报道有医院应用大型及小型高压氧舱治疗累计18万人次,无1例发生。主要是在进舱前对清醒患者进行详细的安全宣教和安慰,讲解注意事项,解除心理障碍。

六、高压氧治疗的注意事项

高压氧医学是高度重视安全的学科,在高压氧舱运行的全过程和治疗操作的每一细节,都必须强调安全第一。必须严格制订高压氧治疗各项工作规章制度,严格制度和遵守操作规程,确保治疗安全和设备安全,杜绝爆燃等恶性事故。

(一)严禁火种

高压氧环境兼有高压和富氧两方面的特殊因素,必须严禁火种,严禁携带易燃、易爆等危险物品进舱,舱内的装饰材料应均为不可燃性材质制成。单人纯氧舱内严防静电火花,严格着装要求,严禁穿戴化纤、尼龙类服饰,应沐浴更衣,穿着由医院专门制作的全棉衣物;女性长发加湿,清除一切化妆品和油脂类物品。

(二)严格控制舱内氧浓度

控制多人舱内氧浓度在25%以下(国外规定不超过23.5%),严密监测并做好通风换气,避免在舱内发生剧烈燃烧和爆燃等恶性事故。

(三)防止损伤性事故

在舱内的一切操作都必须注意压差改变带来的影响,防止对患者造成损伤。如输液,在加减压过程中,均会影响滴液速度,应随时予以调整,尤其在减压阶段,要警惕因输液瓶内压力高于外界压力,使输液速度过快发生气栓等危险。有时可向输液瓶内插入足够长的针头(如血浆分离针)超过液平面,保证排气,使瓶内外压力平衡;又如所有引流必须通畅,并防止反流,在减压时所有皮条或引流管均应开放,防止空腔脏器或有关部位因压力膨胀、扩张而造成损伤。气管插管的导管气囊也应开放,并及时吸出分泌物,保持呼吸道通畅;再如 10 mL 以上安瓿应在舱外开启后从递物舱递进备用等。

(四)监护

认真做好陪舱舱内的各项监护工作。实质上高压氧舱就是在高压氧这个特殊环境下更高层次的 ICU。在首次治疗或某次治疗中视情况必要时,在稳压吸氧结束、即将减压前做血气分析检测,对休克脑复苏病例可作为一项常规以明确供氧真实效果。抢救危重患者时要做好陪舱抢救治疗记录。

(五)配备急救药箱(车)

高压氧舱必须配备急救药箱(车),便于随时急用。

(六)严格执行消毒隔离制度、预防交叉感染

除做好日常性的舱体环境、呼吸器具等消毒外,在安排手术前或治疗厌氧菌感染后均必须按规定要求,彻底大扫除,严格消毒处理。

(七)做好经常性的设备维护工作

按使用年限,做好设备的年检及小修、中修、大修,保证设备安全运行。从事高压氧治疗的医务人员应是能适应高气压工作环境者,并应给予相应的保健措施和医务保障。

第二章

神经系统急诊急救

第一节 结核性脑膜炎

结核性脑膜炎(tuberculous meningitis,TBM,结脑)是结核分枝杆菌侵犯脑膜和脊髓膜所致的非化脓性炎症,约占全身性结核病的 6%。常继发于粟粒性结核以及肺、淋巴、肠、骨、肾等器官的结核病灶,多见于儿童,是儿童脑膜炎中最常见的一种,是小儿结核病中最严重的类型,也是小儿结核病死亡的主要原因。近年来,成人发病率有所增加。

一、病因与发病机制

本病大多由原发结核病灶经淋巴、血行播散而来,常为全身播散性粟粒性结核的一部分;少数可由脑内结核瘤、结核性中耳炎或脊椎结核直接蔓延。婴幼儿结核性脑膜炎往往因纵隔淋巴结的干酪样坏死溃破到血管,结核分枝杆菌大量侵入血循环,在脑部形成小病灶以后,病灶破裂而蔓延及软脑膜、蛛网膜及脑室,形成结核性脑膜炎。在成人,大多发生在结核感染后一年内,肺外结核如泌尿生殖系、骨与关节结核常是结核杆菌血行播散的来源。主要病理改变为脑膜广泛性慢性炎症反应,形成结核结节,蛛网膜下腔有大量炎症和纤维蛋白性渗出,尤其在脑基底部的 Willis 动脉环、脚间池、视交叉池及环池等处,充满黄厚黏稠的渗出物,脑膜增厚、粘连,压迫颅底脑神经及阻塞脑脊液循环通路,引起脑积水。脑膜血管因结核性动脉内膜炎及血栓形成而引起多处脑梗死及软化。

二、诊断

(一)结核病史

有肺、骨或泌尿生殖系结核感染史,或有结核患者密切接触史,尤其是幼儿。

诱发因素有麻疹、百日咳、中耳炎、头部外伤、结核病灶手术、全身麻醉、日晒等。

(二)临床表现特点

1.结核中毒症状

多起病隐袭,慢性病程,也可急性或亚急性起病。症状轻重不一,主要表现有发热、盗汗、倦怠无力、食欲缺乏、消瘦、萎靡不振、睡眠不安、易激惹及精神改变等。

2.脑膜刺激症状和颅内压增高

早期表现为发热、头痛、恶心、呕吐及脑膜刺激征(颈抵抗、Kernig 征及 Brudzinski 征阳性)。颅内压增高在早期由于脑膜、脉络丛和室管膜炎性反应,CSF 生成增多,蛛网膜颗粒吸收下降,形成交通性脑积水所致。颅内压多为轻、中度增高,通常持续 1~2 周。晚期蛛网膜、脉络丛粘连,呈完全或不完全性梗阻性脑积水,颅内压多明显增高,表现头痛、呕吐和眼底视盘水肿。少数可出现瞳孔散大、呼吸衰竭等脑病征象。婴幼儿可有头围增大和前囟饱满隆起。严重时出现去脑强直发作或去大脑皮质状态。

3.脑实质损害症状

如早期未能及时治疗,发病 4~8 周时常出现脑实质损害症状,如精神萎靡、淡漠、谵妄或妄想、意识障碍、癫痫发作等;肢体瘫痪如因结核性动脉炎所致,可呈卒中样发病,出现偏瘫、交叉瘫等;如由结核瘤或脑脊髓蛛网膜炎引起,表现为类似肿瘤的慢性瘫痪。

4.脑神经损害症状

颅底炎性渗出物的刺激、粘连、压迫,可致脑神经损害(常见的是面神经、动眼神经、视神经和展神经受损害),表现为视力减退、复视和面神经麻痹等。

5.老年人结核性脑膜炎的特点

头痛、呕吐较轻,颅内压增高症状不明显,约半数患者脑脊液(CSF)改变不典型,但在动脉硬化基础上发生结核性动脉内膜炎而引起脑梗死的较多。

(三)病程分期

根据病情发展,可将其临床表现分为 3 期,但各期之间并无明显界限。

1.早期

早期(前驱期)为 1~2 周。早期症状为患者的性情改变,如精神淡漠、懒动、少言、易怒、好哭、睡眠不安或易疲倦,时有双目凝视、嗜睡,并有低热、食欲缺乏、消瘦、便秘等。婴幼儿发病急.可表现为急起高热,开始即出现脑膜刺激征,或以惊厥为首发症状,常致误诊或漏诊。

2.中期

中期(脑膜刺激期)为1~2周。头痛及呕吐加剧,逐渐出现嗜睡或嗜睡与烦躁交替。可有惊厥发作。有典型的脑膜刺激征、颅内高压症和脑神经障碍等表现。

3.晚期

晚期(昏迷期)为1~3周。中期症状逐渐加重,病儿由意识朦胧、浅昏迷而进入完全昏迷。阵挛性或强直性惊厥发作频繁,可出现角弓反张或去大脑强直。

(四)临床分型

根据病变的主要部位、病理改变、临床表现和CSF改变可分为4个类型。

1.浆液型(Ⅰ型)

浆液性渗出物局限于脑底部视交叉附近。症状轻微,脑膜刺激征及脑神经障碍不明显,没有局灶症状。脑脊液改变轻微,可能类似病毒性脑膜炎,但培养结核杆菌阳性。病程短,抗结核药疗效较好,偶可不药自愈。

2.脑底脑膜炎型(Ⅱ型)

炎症位于脑底,纤维蛋白渗出物弥散。临床上脑膜刺激征明显,合并脑神经障碍。脑脊液呈典型的结核性脑膜炎改变。为最常见的一型。

3.脑膜脑炎型(Ⅲ型)

炎症病变由脑膜蔓延到脑实质,脑实质可有炎症、软化、坏死及出血,可有结核结节形成。临床上除有脑膜刺激征外,尚有脑炎表现如肢体瘫痪、意识障碍、惊厥等。

4.脑脊髓型(Ⅳ型)

炎症病变不仅限于脑膜且蔓延到脊髓膜及脊髓,除脑及脑膜炎症状较明显外,常见神经根症状,脊髓受损症状如截瘫、肢体活动障碍,盆腔障碍如尿潴留等。

(五)辅助检查

1.CSF检查

CSF压力升高,外观清或呈毛玻璃状,但少数可稍现混浊。白细胞增多,通常不超过500×10^6/L,偶有$1\,000 \times 10^6$/L以上者,早期以中性为主,以后则以淋巴细胞为主。蛋白质轻至中度增加,1~2 g/L,亦有高达5.0 g/L以上者(颅底有梗阻时)。糖早期可正常,但以后逐渐减少,常在1.68 mmol/L(30 mg/dL)以下,

CSF 糖含量与血糖浓度有关,通常为血糖的 $60\% \sim 70\%$。氯化物减少,常在 102 mmol/L(600 mg/dL)以下。CSF 糖和氯化物减低,蛋白质增高是本病的典型改变。CSF 荧光素钠试验,在结核性脑膜炎病例几乎全部是阳性,具有可靠的早期诊断价值。对 CSF 改变不典型者须重复化验,观察动态变化。CSF 静置 $12 \sim 24$ 小时后有蜘蛛网状薄膜形成。CSF 沉渣或薄膜涂片检出抗酸杆菌或采用培养方法分离出结核分枝杆菌是诊断结核性脑膜炎脑的金标准,但二者检出的阳性率均很低。

结核性脑膜炎时,CSF 乳酸盐 > 540 mmol/L,病毒性脑膜脑炎则 < 540 mmol/L;CSF 免疫球蛋白测定,前者以 IgG 和 IgA 增高为主,后者仅 IgG 轻度升高。这有助于二者的鉴别诊断。

2.胸部 X 线检查

发现原发性或继发性结核病变,可助诊断;但阴性不能否定诊断。

3.眼底检查

可发现脉络膜上血管附近有圆形或椭圆形苍白色外绕黄圈的结核结节(约 1/3 病例),有重要参考价值。

4.颅脑 CT 或 MRI 检查

有助于结核性脑膜炎颅脑并发症的诊断,主要表现为脑积水,病程愈长,脑积水的发生率愈高,可达 $76\% \sim 87\%$。在脑室周围可见透亮区,表示颅内压增高,脑底部较大血管的动脉炎可导致脑梗死。约 10% 病例可见结核瘤。

(六)诊断注意事项

根据结核病病史或接触史,出现头痛、呕吐等症状,脑膜刺激征,CSF 淋巴细胞增多及糖含量降低等特征性改变,CSF 沉渣或薄膜涂片检出抗酸杆菌或采用培养方法分离出结核分枝杆菌等可作出诊断。

应与隐球菌脑膜炎鉴别,两者的临床过程和 CSF 改变极为相似,应尽量寻找二者感染的实验室证据。还需要与脑膜癌病相鉴别,后者系有身体其他脏器的恶性肿瘤转移到脑膜所致,通过全面检查可发现颅外的癌性病灶。极少数患者合并结核瘤,需与脑脓肿及脑肿瘤相鉴别。

三、治疗

治疗原则是早期给药、合理选药、联合用药和系统治疗。只要患者临床症状、体征及实验室检查高度提示本病,即使 CSF 抗酸涂片阴性亦应立即开始抗结核治疗,以免耽误了有利时机。

(一)抗结核药物联合治疗

早期、合理治疗是改善预后的关键。在选用抗结核药物时,要考虑到药物是杀菌或抑菌药,能否透过血-脑屏障以及剂量与不良反应等问题,并应联合用药。异烟肼(INH)和吡嗪酰胺(PZA)是抗结核首选药物,因能迅速进入CSF并达到治疗浓度,利福平(RFP)、链霉素(SM)、乙胺丁醇(EMB)在脑膜炎症时也可进入脑脊液中。他们是治疗结脑最有效的联合用药方案,但儿童因EMB的视神经毒性作用、孕妇因SM对听神经的影响而尽量不选用。WHO建议应至少选择3种药联合治疗:常用INH、RFP和PZA,轻症患者治疗3个月后可停用PZA,继续用INH和RFP7个月。耐药菌株可加用第四种药如SM或EMB,RFP不耐药菌株,总疗程9个月;RFP耐药菌株需连续治疗18~24个月。

1.INH

INH可抑制结核分枝杆菌DNA合成,破坏菌体内酶活性,对细胞内、外结核分枝杆菌均有杀灭作用。其杀菌效力高,毒性低,且易透过血-脑屏障,无论脑膜有无炎症,均能迅速渗透到CSF中,是治疗结核性脑膜炎的首选药物。每天剂量:成人0.6~0.9 g,儿童为10~20 mg/kg,通常清晨一次顿服,如有不良反应时可分次服用。疗程至少1年以上。病情危重者,可用300~600 mg加入5%葡萄糖或生理盐水20~40 mL缓慢静脉注射,或加入5%~10%葡萄糖注射液250~500 mL中静脉滴注,每天1次,连用14~30天。一般剂量很少引起不良反应,主要不良反应有中毒、变态反应及内分泌功能紊乱。中毒反应包括末梢神经炎、中枢神经功能障碍及中毒性肝炎,一旦发生应停用INH及换药。治疗期间同时加用维生素B$_6$可预防周围神经病变的发生。变态反应常表现为皮疹、发热,偶尔引起肝炎、粒细胞减少、血小板减少及贫血;变态反应发生后应停用INH及换药,严重者短期给予泼尼松治疗。内分泌功能紊乱包括性欲降低、甲状腺功能障碍、库欣综合征、男性乳房女性化及女性子宫痉挛性痛经等;应予以对症治疗,必要时停用INH及换药。

2.RFP

RFP与细菌的RNA聚合酶结合,干扰mRNA的合成,抑制细菌的生长繁殖,导致细菌死亡。对细胞内、外结核杆菌均有杀灭作用。RFP不能透过正常的脑膜,只部分通过炎性脑膜,是治疗结核性脑膜炎的常用药物。成人每天剂量为450~600 mg,儿童10~20 mg/kg,于晨空腹顿服。疗程6~12个月。单独应用易产生耐药性。用药后尿、泪及汗呈橘黄色但无妨碍。主要不良反应有肝脏损害及变态反应,前者多发于用药1/2~1个月左右,注意尽可能不要同时用对肝脏有损害的药物,一旦发生肝损害,应停用及换药。变态反应见于早期,减量及对症治疗,常能缓解,一般无须停用 RFP。对老年人、幼儿、嗜酒者、营养不良者慎用,妊娠 3 个月禁用。

3.SM

仅对吞噬细胞外的结核分枝杆菌有杀灭作用,为半效杀菌剂。主要通过干扰氨酰基-tRNA 与核蛋白 30 S 亚单位结合,抑制 70 S 复合物的形成,抑制肽链延长、蛋白质合成,致细菌死亡。此药虽不易通过正常的血-脑屏障和血-脑脊液屏障,但能透过发炎的脑膜,故适用于结核性脑膜炎的急性炎症反应期。须与其他抗结核药合用。成人剂量为每天 0.75 g,小儿 20～30 mg/kg,肌内注射,连续 2 个月,以后改为隔天 1 次或每周 2 次。成人 SM 总剂量为 90 g,达到总剂量即停药;若因不良反应而无法达到总量者,可提前停药。主要不良反应为第Ⅷ对脑神经损害,引起持久性耳聋及平衡失调;其次为肾损害,表现为蛋白尿、管型尿,严重者可发生氮质血症。应密切观察,一旦出现 SM 的毒性反应,应及时停药。

4.PZA

PZA 能杀灭酸性环境中(pH 5.5 时杀菌作用最强)缓慢生长的吞噬细胞内的结核分枝杆菌,对中性和碱性环境中的结核分枝杆菌几乎无作用。PZA 渗入吞噬细胞后进入结核分枝杆菌体内,菌体内的酰胺酶使其脱去酰胺基,转化为吡嗪酸而发挥杀菌作用。PZA 能自由通过正常和炎性脑膜,是治疗结核性脑膜炎的重要药物。主要与第一线药物联合(INH、RFP 等)。成人剂量为每天 1.5 g,小儿 20～30 mg/kg,分 3～4 次服用。疗程 2～3 个月。但本药毒性较大,主要有肝损害、关节酸痛、肿胀、强直、活动受限、血尿酸增高等。

5.EMB

EMB 与二价锌离子络合,干扰多胺和金属离子的功能,影响戊糖代谢和 DNA、核苷酸的合成,抑制结核分枝杆菌的生长。仅对生长繁殖状态的结核分枝杆菌有作用,对静止状态的细菌几无影响。成人每天剂量为 0.75 g,儿童 15～20 mg/kg,顿服。疗程 2～3 个月。主要不良反应有视神经损害、末梢神经炎、变态反应等。糖尿病、乙醇中毒、乳幼儿均禁用,孕妇、肾功能不全者慎用。

(二)肾上腺皮质激素

肾上腺皮质激素能迅速减轻中毒症状、脑实质及脑膜的炎症反应与脑膜刺激症状,减轻脑水肿,降低颅内压,防止脑室各孔道及颅底部纤维性粘连,从而防止脑积水的发生。因此,在强力、有效的抗结核治疗同时,及早应用皮质激素,对减轻症状、改善预后有良好的效果。一般成人剂量:泼尼松 30～60 mg/d,口服;

不能口服者可用地塞米松 5～10 mg/d 或氢化可的松 100～300 mg/d 静脉滴注。待症状及脑脊液检查开始好转后,逐渐减量以至停药。总疗程为 8～12 周(早期及部分中期患者 8～10 周即可),一般不超过 3 个月,以免引起其他细菌或真菌感染。若不能排除真菌性脑膜炎时激素应与抗真菌药物合用。

(三)药物鞘内注射

CSF 蛋白定量明显增高、有早期椎管阻塞、肝功能异常致使部分抗结核药物停用、慢性、复发或耐药的情况下,在全身药物治疗的同时可辅以药物鞘内注射。用法:异烟肼 100 mg(儿童 25～50 mg)、地塞米松 5～10 mg、α-糜蛋白酶 4 000 U、透明质酸酶 1 500 U,注药宜缓慢,每隔 2～3 天一次,症状消失后每周 2 次,体征消失后 1～2 周 1 次,直至 CSF 检查正常。CSF 压力较高的患者慎用此法。

(四)颅内高压症的治疗

除使用肾上腺皮质激素、脱水剂如甘露醇等外,尚可用乙酰唑胺。本品为碳酸酐酶抑制剂,可能由于抑制脑室脉络丛中碳酸酐酶的作用,使脑脊液的生成减少,降低颅内压。每天 10～30 mg/kg,分 2～3 次口服。疗程数周至数月,可按病情持续或间歇用药。

(五)对症与支持疗法

卧床休息,精心护理以防止发生压疮及吸入性肺炎等并发症。给予营养丰富而又易于消化的食物,维持水、电解质的平衡。应用改善脑细胞营养代谢的药物如 ATP、辅酶 A、细胞色素 C 等。

(六)手术治疗

在积极的抗结核治疗下,有两种并发症需加以处理。①脑积水:急性期可考虑侧脑室穿刺引流,慢性者则可行脑脊液分流术。②脊髓腔部分阻塞:可酌情手术处理。

四、预后

本病的预后取决于病情的严重程度、药物的敏感性以及治疗的早晚和是否彻底。临床症状体征完全消失,CSF 的细胞数、蛋白、糖和氯化物恢复正常提示预后良好。婴幼儿和老年预后差。3 岁以下患儿的病死率达 18%～55%,有神志改变如谵妄、昏迷者的病死率达 30% 以上。成人结核性脑膜炎的病死率仍在 15% 左右。治疗宜彻底,治疗 1～1.5 年者复发率为 6.6%,不足 1 年者复发率高达 25%。后遗症有蛛网膜粘连、脑积水、脑神经麻痹、肢体瘫痪、癫痫发作、智力障碍及垂体功能不足等。

第二节 脑 损 伤

脑损伤是指暴力作用于头部造成的脑组织器质性损伤。根据伤后脑组织是否与外界相通分为开放性和闭合性脑损伤。前者多由锐器或火器直接造成,均伴有头皮裂伤、颅骨骨折、硬脑膜破裂和 CSF 漏;后者为头部受到钝性物体或间接暴力所致,往往头皮颅骨完整,或即便头皮、颅骨损伤,但硬脑膜完整,无 CSF 漏。

根据脑损伤发生的时间,可将脑损伤分为原发性和继发性脑损伤。前者主要是指暴力作用在脑组织的一瞬间所造成损伤,即神经组织和脑血管的损伤,表现为神经纤维的断裂和传出功能障碍,不同类型的神经细胞功能障碍甚至细胞的死亡,包括脑震荡、脑挫裂伤等;后者是指受伤一定时间后出现的脑损伤,包括脑缺血、颅内血肿、脑肿胀、脑水肿和颅内压升高等。

一、脑震荡

脑震荡又称轻度创伤性脑损害,头部受力后,在临床上观察到有短暂性脑功能障碍,是由轻度脑损伤所引起的临床综合征,其特点是头部外伤后短暂意识丧失,旋即清醒,除有近事遗忘外,无任何神经系统缺损表现。脑的大体标本上无肉眼可见的神经病理改变,显微病理可有毛细血管充血、神经元胞体肿大、线粒体和轴索肿胀。

(一)临床表现

(1)意识改变:受伤当时立即出现短暂的意识障碍,对刺激无反应,可完全昏迷,常为数秒或数分钟,大多数不超过半个小时。个别出现为期较长的昏迷,甚至死亡。

(2)短暂性脑干症状:伤情较重者在意识改变期间可有面色苍白、出汗、四肢肌张力降低、血压下降、心动徐缓、呼吸浅慢和各生理反射消失。

(3)无意识凝视或语言表达不清。

(4)语言和运动反应迟钝:回答问题或遵嘱运动减慢。

(5)注意力易分散:不能集中精力,无法进行正常的活动。

(6)定向力障碍:不能判断方向、日期、时间和地点。

(7)语言改变:急促不清或语无伦次,内容脱节或陈述无法理解。

(8)动作失调:步态不稳,不能保持连贯的行走。

(9)情感夸张:不适当的哭泣,表情烦躁。

(10)记忆缺损:逆行性遗忘,反复问已经回答过的同一问题,不能在 5 分钟之后回忆起刚提到的 3 个物体的名称。

(11)恢复期表现:头痛、头昏、恶心、呕吐、耳鸣、失眠等症状。通常在数周至数月内逐渐消失,有的患者症状持续数月甚至数年,称为脑震荡后综合征或脑外伤后综合征。

(12)神经系统检查:可无阳性体征。

(二)辅助检查和神经影像检查

1.实验室检查

腰椎穿刺颅内压正常;CSF 无色透明,不含血,白细胞计数正常。

2.神经影像检查

头颅 X 检查,有无骨折发现。

(三)诊断

诊断主要以受伤史、伤后短暂意识障碍、近事遗忘,无神经系统阳性体征作为依据。目前尚缺乏客观诊断标准,常需参考各种辅助方法,如腰穿测压、颅骨平片。

(四)治疗

1.观察病情变化

伤后短时间内可在急诊科观察,密切注意意识、瞳孔、肢体运动和生命体征的变化。对于离院患者,嘱其家属在当天密切注意头痛、恶心、呕吐和意识障碍,如症状加重,立即来院检查。

2.无须特殊治疗

卧床休息,急性期头痛、头晕较重时,嘱其卧床休息,症状减轻后可离床活动。多数患者在2周内恢复正常,预后良好。

3.对症治疗

头痛时可给予罗通定等镇痛剂。对有烦躁、忧虑、失眠者可给予地西泮、三溴合剂等药物。

二、弥漫性轴索损伤

弥漫性轴索损伤是指头部遭受加速性旋转暴力时,在剪应力的作用下,脑白质发生的以神经轴索断裂为特征的一系列病理生理变化。

病理改变主要以位于脑的中轴部(胼胝体、脑白质、脑干上端背外侧及小脑上脚等处)的挫伤、出血或水肿为主。大体改变:组织间裂隙及血管撕裂性出血灶。镜下检查可见神经轴索断裂、轴浆溢出,并可见轴索断裂形成的圆形轴缩球及血细胞溶解后的含铁血黄素。

(一)临床表现

1.意识障碍

意识障碍是其典型的表现,通常弥漫性轴索损伤均有脑干损伤表现,且无颅内压增高。受伤当时立即出现昏迷,且昏迷时间较长。神志好转后,可因继发性脑水肿而再次昏迷。

2.瞳孔变化

如累及脑干,可有一侧或双侧瞳孔散大。对光反应消失或同向性凝视。

(二)辅助检查

1.血常规检查

了解应激状况。

2.血生化检查

鉴别昏迷因素。

3.头颅 CT 扫描

可见大脑皮质与髓质交界处、胼胝体、脑干、内囊区或第三脑室周围有多个点或片状出血灶,常以脑挫伤改变作为诊断标准。

4.头颅 MRI 扫描

可精确反映出早期缺血灶、小出血灶和轴索损伤改变。

(三)诊断

(1)创伤后持续昏迷 6 小时以上。

(2)CT 扫描显示脑白质、第三脑室、胼胝体、脑干及脑室内出血。

(3)颅内压正常但临床状况差。

(4)无颅脑明确结构异常的创伤后持续植物状态。

(5)创伤后弥漫性脑萎缩。

(6)尸检弥漫性轴索损伤可见的病理征象。

(四)治疗及预后

(1)对弥漫性轴索损伤的治疗仍沿用传统的综合治疗方式,无突破性进展。

此病预后差,占颅脑损伤早期死亡的33%。

(2)脱水治疗。

(3)昏迷期间加强护理,防止继发感染。

三、脑挫裂伤

暴力作用于头部时,着力点处颅骨变形或发生骨折,同时脑组织在颅腔内大幅度运动,导致脑组织着力点或冲击点损伤,均可造成脑挫伤和脑裂伤,由于两种改变往往同时存在,故又称脑挫裂伤。前者为脑皮质和软脑膜仍保持完整;而后者,有脑实质及血管破损、断裂,软脑膜撕裂。脑挫裂伤的显微病理表现为脑实质点片状出血、水肿和坏死。脑皮质分层结构不清或消失,灰质与白质分界不清。脑挫裂伤常伴有邻近的局限性血管源性脑水肿和弥漫性脑肿胀。

外伤性急性脑肿胀又称弥漫性脑肿胀,是指发生在严重的脑挫裂伤和广泛脑损伤之后的急性继发性脑损伤,以青少年多见。治疗以内科为主。

(一)临床表现

1.意识障碍

受伤当时立即出现,一般意识障碍时间均较长,短者半小时、数小时或数天,长者数周、数月,有的为持续昏迷或植物状态。

2.生命体征改变

常较明显,体温多在38 ℃左右,脉搏和呼吸增快,血压正常或偏高。如出现休克,应注意全身检查。

3.局灶症状与体征

受伤当时立即出现与伤灶相应的神经功能障碍或体征,如运动区损伤的锥体束征、肢体抽搐或瘫痪,语言中枢损伤后的失语及昏迷患者脑干反应消失等。颅内压增高为继发脑水肿或颅内血肿所致。尚可有脑膜刺激征。

4.头痛、呕吐

患者清醒后有头痛、头晕、恶心呕吐、记忆力减退和定向力障碍。

(二)检查

1.实验室检查

(1)血常规:了解应激状况。

(2)血气分析:可有血氧低、高二氧化碳血症存在。

(3)CSF 检查:CSF 中有红细胞或血性脑脊液。

2.神经影像学检查

(1)头颅 X 平片:多数患者可发现有颅骨骨折。

(2)头颅 CT 扫描:了解有无骨折、有无中线移位及除外颅内血肿。

(3)头颅 MRI 扫描:不仅可以了解具体脑损伤部位、范围及其周围脑水肿情况,而且可推测预后。

(三)常规治疗

(1)轻度脑挫裂伤患者,通过急性期观察后,治疗与弥漫性轴索损伤相同。

(2)抗休克治疗:如合并有休克的患者首先寻找原因,积极抗休克治疗。

(3)重度脑挫裂伤患者,应送重症监护病房进行相关治疗。

(4)对昏迷患者,应注意维持呼吸道通畅。

(5)对呼吸困难者,立即行气管插管连接人工呼吸机进行辅助呼吸。对呼吸道内分泌物多,影响气体交换,且估计昏迷时间较长者(3 天以上),应尽早行气管切开术。

(6)对伴有脑水肿的患者,应适当限制液体入量,并结合脱水治疗。

(7)脱水治疗颅内压仍在 5.3～8.0 kPa(40～60 mmHg)会导致严重脑缺血或诱发脑疝,可考虑行开颅去骨瓣减压和/或脑损伤灶清除术。

(8)手术指征:对于脑挫裂伤严重,局部脑组织坏死伴有脑水肿和颅内压增高的患者;经各种药物治疗无效,症状进行性加重者。具体方法:清除挫伤坏死的脑组织及小的出血灶,再根据脑水肿、脑肿胀的情况进行颞肌下减压或局部去骨瓣减压。

(四)其他治疗

(1)亚低温治疗,维持体温在 33～34 ℃,多针对重度或特重度脑外伤患者。

(2)药物治疗:糖皮质激素、改善脑细胞代谢、止血剂等。

(3)高压氧疗法。

四、脑干损伤

脑干原发损伤在头、颈部受到暴力后可以立即出现,多不伴有颅内压增高表现。病理变化有脑干神经组织结构紊乱、轴索断裂、挫伤和软化。由于脑干内除脑神经核团、躯体感觉运动传导束外,还有网状结构和呼吸、循环等生命中枢,故其致残率和死亡率均较高。

原发性脑干损伤的病理变化常为脑挫伤伴灶性出血和水肿,多见于中脑被盖区,脑桥及延髓被盖区次之。继发性脑干损伤常因严重颅内高压致脑疝形成,脑干受压移位、变形使血管断裂,可引起出血和软化等继发病变。

(一)临床表现

1.典型表现

多为伤后立即陷入持续昏迷状态,生命体征多有早期紊乱,表现为呼吸节律紊乱,心跳及血压波动,双瞳大小多变,眼球斜视,四肢肌张力增高,去皮质强直状态,伴有锥体束征。多有高热、消化道出血、顽固性呃逆,甚至脑性肺水肿。

2.中脑损伤表现

意识障碍突出,瞳孔可时大时小双侧交替变化,去皮质强直。

3.脑桥损伤表现

除持久意识障碍外,双瞳常极度缩小,角膜反射及嚼肌反射消失,呼吸节律不整,呈现潮式呼吸或抽泣样呼吸。

4.延髓损伤表现

主要为呼吸抑制和循环紊乱,呼吸缓慢、间断,脉搏快弱、血压下降,心眼反射消失。

(二)辅助检查

1.腰椎穿刺

CSF 多呈血性,压力多为正常或轻度升高,当压力明显升高时,应除外颅内血肿。

2.头颅 X 线平片检查

往往伴有颅骨骨折。

3.头颅 CT 扫描

在伤后数小时内检查,可显示脑干有点片状高密度区,脑干肿大,脚间池、桥池,四叠体池及第四脑室受压或闭塞。

4.头颅及上颈段 MRI 扫描

有助于明确诊断,了解伤灶部位和范围。

5.脑干诱发电位

波峰潜伏期延长或分化不良。

(三)治疗

(1)一般治疗措施同脑挫裂伤。

(2)对一部分合并有颅内血肿者,应及时诊断和手术。对合并有脑水肿或弥漫性轴索损伤及脑肿胀者,应用脱水药物和糖皮质激素等予以控制。

(3)伤后 1 周,病情较为稳定时,为保持患者营养,应由胃管进食。

(4)对昏迷时间较长的患者,应加强护理,防止各种并发症。

(5)有条件者,可行高压氧治疗,以助于康复。

五、下丘脑损伤

单纯下丘脑损伤少见,多伴有严重脑干损伤和/或脑挫裂伤,可引起神经-内分泌紊乱和机体代谢障碍。其损伤病理多为灶性出血、水肿、缺血、软化及神经细胞坏死,偶可见垂体柄断裂和垂体内出血。

(一)临床表现

(1)意识与睡眠障碍。

(2)循环及呼吸紊乱。

(3)体温调节障碍,中枢性高热,高达 41 ℃甚至 42 ℃。

(4)水、电解质代谢紊乱,尿崩。

(5)糖代谢紊乱。

(6)消化系统障碍。

(7)间脑发作。

(二)诊断

通常只要有某些代表丘脑下部损伤的征象,即可考虑伴有此部位的损伤。

(三)治疗

与原发性脑干损伤基本相同。需加强监测。

第三节 脑 出 血

脑出血是指原发性非外伤性脑实质和脑室内出血,占全部脑血管病的20%～30%。按受损破裂的血管,可分为动脉、静脉及毛细血管出血,但以深部穿通支小动脉出血最多见。常见者为高血压伴发的脑小动脉病变在血压骤升时破裂所致,称为高血压性脑出血。

一、临床表现

(一)脑出血共有的临床表现

(1)高血压性脑出血多见于 50~70 岁的高血压患者,男性略多见,冬季、春季发病较多。多有高血压病史。

(2)多在动态下发病,如情绪激动、过度兴奋、排便用力过猛时等。

(3)发病多急骤,一般无明显的前驱症状表现。常在数分钟或数小时内致使患者病情发展到高峰。

(4)发病时常突然感到头痛剧烈,并伴频繁呕吐,重症者呕吐物呈咖啡色。继而表现意识模糊不清,很快出现昏迷。

(5)呼吸不规则或呈潮式呼吸,伴有鼾声,面色潮红,脉搏缓慢有力,血压升高,大汗淋漓,大小便失禁,偶见抽搐发作。

(6)若患者昏迷加深、脉搏快、体温升高、血压下降,则表示病情危重,生命危险。

(二)基底节区出血

基底节区出血约占全部脑出血的 70%,壳核出血最常见。由于出血常累及内囊,并以内囊损害体征为突出表现,又称内囊区出血;壳核出血又称为内囊外侧型,丘脑出血又称内囊内侧型。本病除具有以上脑出血的一般表现外,患者的头和眼转向病灶侧凝视和偏瘫、偏身感觉障碍及偏盲。病损如在主侧半球可有运动性失语。个别患者可有癫痫发作。三偏的体征多见于发病早期或轻度出血患者,如病情严重,意识呈深昏迷状,则无法测得偏盲,仔细检查可能发现偏瘫及偏身感觉障碍。因此,临床诊断一定要结合其他症状与体征。

(三)脑桥出血

脑桥出血约占脑出血的 10%,多由基底动脉脑桥支破裂所致。出血灶多位于脑桥基底与被盖部之间。大量出血(血肿>5 mL)累及双侧被盖和基底部,常破入第四脑室。

(1)若开始于一侧脑桥出血,则表现为交叉性瘫痪,即病变侧面瘫和对侧偏瘫。头和双眼同向凝视病变对侧。

(2)脑桥出血常迅速波及双侧,四肢弛缓性瘫痪(休克期)和双侧面瘫。个别患者有去脑强直的表现。

(3)因双侧脑桥出血,头和双眼回到正中位置,双侧瞳孔极度缩小,呈针尖状,是脑桥出血的特征之一。此为脑桥内交感神经纤维受损所致。

(4)脑桥出血因阻断丘脑下部的正常体温调节功能,而使体温明显升高,呈持续高热状态,是脑桥出血的又一特征。

(5)双侧脑桥出血由于破坏或阻断上行网状结构激活系统,常在数分钟内进入深昏迷。

(6)由于脑干呼吸中枢受到影响,表现为呼吸不规则或呼吸困难。

(7)脑桥出血后,如出现两侧瞳孔散大、对光反射消失、脉搏及血压失调、体温不断上升或突然下降、呼吸不规则等为病情危重的表现。

(四)小脑出血

小脑出血的临床表现较复杂,临床症状和体征多种多样,因此,常依据其出血部位、出血量、出血速度,以及对邻近脑组织的影响来判断。小脑出血的临床特点如下。

(1)患者多有高血压、动脉硬化史,部分患者有脑血管病史。

(2)起病凶猛,首发症状多为眩晕、头痛、呕吐、步态不稳等小脑共济失调的表现,可有垂直性或水平性眼球震颤。

(3)早期患者四肢常无明显的瘫痪,或有的患者仅感到肢体软弱无力,可有一侧或双侧肢体肌张力低下。

(4)双侧瞳孔缩小或不等大,双侧眼球不同轴,角膜反射早期消失,展神经和面神经麻痹。

(5)脑脊液可为血性,脑膜刺激征较明显。

(6)多数患者发病初期并无明显的意识障碍,随着病情的加重而出现不同程度的意识障碍,甚至迅速昏迷、瞳孔散大、呼吸功能障碍、高热、强直性或痉挛性抽搐。

根据小脑出血的临床表现将其分为 3 型。①暴发型(闪电型或突然死亡型):约占 20%,患者暴发起病,呈闪电样经过,常为小脑蚓部出血破入第四脑室,并以手抓头或颈部,表示头痛严重剧烈,意识随即丧失而昏迷,亦常出现双侧脑干受压的表现,如出现四肢瘫痪、肌张力低下、双侧周围性面瘫、发绀、脉细、呼吸节律失调、瞳孔散大、对光反射消失。由于昏迷深,不易发现其他体征。可于数分钟至 1～2 小时内死亡,病程最长不超过 24 小时。②恶化型(渐进型或逐渐恶化型,或昏迷型):此型约占 60%,是发病最多的一型。常以严重头痛、不易控制的呕吐、眩晕等症状开始,一般不能站立行走,逐渐出现脑干受压三联征:瞳孔明显缩小,时而又呈不等大,对光反射存在;双眼偏向病灶对侧凝视;周期性异常呼吸。更有临床意义的三联征:肢体共济失调;双眼向病灶侧凝视麻痹;周围性面瘫。迅速发生不同程度的意识障碍,直至昏迷。此时患者瞳孔散大、去脑强直,常在48小时或数天内死亡。③良性型(缓慢进展型):此型约占20%,多数为小脑半球中心部少量出血,病情进展缓慢,早期小脑体征表现突出,如头痛、眩晕、呕吐、共济失调、眼震、角膜反射早期消失。如出血停止,血液可逐渐被吸收,使之完全恢复,或遗留一定程度的后遗症;如继续出血,病情逐渐发展转化为恶化型。

自从CT和MRI检查技术问世以来,该病的病死率明显下降,如能及时就诊并做影像学检查,经手术治疗常能挽救生命。

(五)脑室出血

一般为脑实质内的出血灶破入脑室,引起继发性脑室出血。由于脑室内脉络丛血管破裂引起原发性脑室出血非常罕见。较常见的是由内囊、基底节出血破入侧脑室或第三脑室。脑干或小脑出血则可破入第四脑室。出血可局限于一侧脑室,但以双侧侧脑室及第三、第四脑室,即整个脑室系统都充满血液者多见。脑室出血的临床表现通常是在原发出血的基础上,突然昏迷加深,阵发性四肢强直,脑膜刺激征阳性,高热、呕吐、呼吸不规则,或呈潮式呼吸,脉弱且速,眼球固定,四肢瘫痪,肌张力增高或减低,腱反射亢进或引不出,浅反射消失,双侧病理反射阳性,脑脊液为血性。如仅为一侧脑室出血,临床症状缓慢或较轻。

二、辅助检查

(一)腰椎穿刺

如依据临床表现脑出血诊断明确,或疑有小脑出血者,均不宜做腰椎穿刺检查CSF,以防因穿刺引发脑疝。如出血性疾病与缺血性疾病鉴别难以明确时,应慎重进行腰椎穿刺(此时如有条件最好做CT检查)。多数患者脑压升高2.0 kPa(200 mmH$_2$O)以上,并含有数量不等的红细胞和蛋白质。

(二)颅脑CT检查

CT检查可以直接显示脑内血肿的部位、大小、数量、占位征象,以及破入脑室与否。从而为制订治疗方案、疗效的观察和预后的判断等提供直观的证据。脑出血的不同时期CT表现如下。

1.急性期(血肿形成期)

发病后1周以内。血液溢出血管外形成血肿,其内含有大量的血红蛋白,血红蛋白对 X 线吸收系数高于脑组织,故 CT 呈现高密度阴影,CT 值达 60～80 HU。

2.血肿吸收期

此期从发病第 2 周到 2 个月。自第 2 周血肿周围的血红蛋白逐渐破坏,纤维蛋白溶解,使其周围低密度带逐渐加宽,血肿高密度影像呈向心性缩小,边缘模糊,一般于第 4 周变为等密度或低密度区。在此期若给予增强检查,约有 90% 的血肿周围可显示环状强化。此环可直接反映原血肿的大小和形状。

3.囊腔形成期

发病 2 个月后血肿一般完全吸收,周围水肿消失,不再有占位表现,呈低密度囊腔,其边缘清楚。

关于脑出血病因诊断问题:临床上最多见的病因是动脉硬化、高血压所致,但是应想到除高血压以外的其他一些不太常引起脑出血的病因。尤其对50岁以下发病的青壮年患者,更应仔细考虑有无其他病因的可能。如脑实质内小动、静脉畸形或先天性动脉瘤破裂;结节性动脉周围炎,病毒、细菌、立克次体等感染引起动脉炎,导致血管壁坏死、破裂;维生素 C 和 B 族维生素缺乏、砷中毒、血液病;颅内肿瘤侵犯脑血管或肿瘤内新生血管破裂等。

三、诊断与鉴别诊断

(一)诊断要点

典型的脑出血诊断并不困难。一般发病在 50 岁以上,有高血压、动脉硬化史,在活动状态时急骤发病,病情迅速进展,早期有头痛、呕吐、意识障碍等颅内压增高症状,短时间内即出现严重的神经系统症状,如偏瘫、失语及脑膜刺激征等,应考虑为脑出血。

如果腰椎穿刺 CSF 呈血性或经颅脑 CT 检查即可确诊。当少量脑出血时,特别是出血位置未累及运动与感觉传导束时,症状轻微,常需要进行颅脑 CT 检查方能明确诊断。

(二)鉴别诊断

对于迅速发展为偏瘫的患者,首先要考虑为脑血管疾病。以昏迷、发热为主要症状者,应注意与脑部炎症相鉴别;若无发热而有昏迷等神经症状,应与某些内科系统疾病相鉴别。

1.脑出血与其他脑血管疾病的鉴别

(1)脑血栓形成:本病多在血压降低状态如休息过程中发病。症状出现较迅速但有进展性,常在数小时至 2 天达到高峰。意识多保持清晰。如过去有过短暂性脑缺血发作,本次发作又在同一血管供应区,应考虑本病。若临床血管定位诊断可局限在一个血管供应范围之内(如大脑中动脉或小脑后下动脉等)或既往有过心肌梗死、高脂血症者也有助于血栓形成的诊断。本病患者 CSF 检查,肉眼观察大多数皆为无色透明,少数患者检出有红细胞($10 \sim 100$)$\times 10^6$/L,可能是出血性梗死的结果。脑血管造影可显示血管主干或分支闭塞,脑 CT 显示受累脑区出现界限清楚的楔形或不规则状的低密度区。

(2)脑栓塞:多见于有风湿性瓣膜病的年轻患者,也可见于有严重全身性动脉粥样硬化的老年人。发病急骤,多无前驱症状即出现偏瘫等神经症状。意识障碍较轻。眼底有时可见栓子,脑脊液正常,脑 CT 表现和脑血栓形成引起的脑梗死相同。

(3)蛛网膜下腔出血:多见于青壮年因先天性动脉瘤破裂致病。老年人则先有严重的动脉硬化,受损的动脉多为脑实质外面的中等粗细动脉形成动脉瘤,一旦此瘤破裂可导致本病。起病急骤,常在情绪激动或用力时诱发,表现为头部剧痛、喷射性呕吐及颈项强直。意识障碍一般较轻。多数无局限性体征而以脑膜刺激征为主。由于流出的血液直接进入蛛网膜下腔,故可引起血性 CSF。CT 显示蛛网膜下腔,尤其外侧沟及环池中出现高密度影可以确诊。

(4)急性硬脑膜外血肿:本病有头部外伤史,多在伤后 24～48 小时内出现进行性偏瘫,常有典型的昏迷－清醒－再昏迷的中间清醒期。仔细观察,患者在第 2 次昏迷前,往往有头痛、呕吐及烦躁不安等症状。随偏瘫发展,可有颅内压迅速升高现象,甚至出现脑疝。脑 CT 多在颞部显示周边锐利的梭形致密血肿阴影。脑血管造影在正位片上可见颅骨内板与大脑皮质间形成一无血管区,并呈月牙状,可确诊。

2.当脑出血患者合并高热时,应注意和下列脑部炎症相鉴别

(1)急性病毒性脑炎:本病患者先有高热、头痛,以后陷入昏迷。常有抽搐发作。查体可有颈项强直及双侧病理征阳性,腰椎穿刺检查 CSF,多数有白细胞,尤其是单核白细胞计数升高。如患者有疱疹性皮肤损害,更应考虑本病的可能。

(2)结核性脑膜炎:少数患者因结核性脑血管内膜炎引起小动脉栓塞或因脑底部蛛网膜炎而导致偏瘫,临床颇似脑出血。但患者多先有发热、头痛,CSF 白细胞计数增多,氯化物及糖含量降低可助鉴别。

3.当脑出血患者已处于昏迷状态,尤其老年人应与下列疾病相鉴别

(1)糖尿病性昏迷:患者有糖尿病病史,常在饮食不加控制或停止胰岛素注

射时发病。临床出现酸中毒表现,如恶心、呕吐、呼吸深而速,呼吸有酮体味,血糖升高>33.6 mmol/L,尿糖及酮体呈强阳性,因无典型的偏瘫及血性 CSF 可与脑出血鉴别。

(2)低血糖性昏迷:常因应用胰岛素过量或严重饥饿引起。除昏迷外,尚有面色苍白、脉速弱、瞳孔散大、血压下降、出汗不止及局部或全身抽搐发作,可伴有潮式呼吸。血糖在 2.8～3.4 mmol/L,又无显著的偏瘫及血性 CSF,可以排除脑出血。

(3)尿毒症:患者有肾脏病史,昏迷多呈渐进性,皮肤黏膜干燥呈慢性病容及失水状态,可有酸中毒表现。眼底动脉痉挛,可在黄斑区见有棉絮状弥散样白色渗出物。血压多升高,呼吸有尿素味,血尿素氮及肌酐明显升高,无显著偏瘫可以鉴别。

(4)肝性昏迷:有严重的肝病史或因药物中毒引起,可伴黄疸、腹水及肝大,可出现病理反射,但偏瘫症状不明显,可有抽搐,多为全身性。根据血黄疸指数增高、肝功异常及血氨增高、CSF 无色透明不难鉴别。

(5)一氧化碳中毒性昏迷:老年患者常出现轻度偏瘫,但有明确的一氧化碳接触史,体温升高,皮肤及黏膜呈樱桃红色,检测血中碳氧血红蛋白明显升高可助鉴别。

四、治疗与预后

在急性期,特别是已昏迷的危重患者应采取积极的抢救措施,其中主要是控制脑水肿,调整血压,防止内脏综合征及考虑是否采取手术消除血肿。采取积极合理的治疗,以挽救患者的生命,减少神经功能损伤程度和降低复发率。

(一)稳妥运送

发病后应绝对休息,保持安静,避免频繁搬运。在送往医院途中,可轻搬动,头部适当抬高 15°,有利于缓解脑水肿及保持呼吸道通畅,并利于口腔和呼吸道分泌物的流出。患者可仰卧在担架上,也可视情况使患者头稍偏向一侧,使呕吐物及分泌物易于流出,途中避免颠簸,并注意观察患者的一般状态,包括呼吸、脉搏、血压及瞳孔等变化,视病情采取应急处理。

(二)控制脑水肿,常为抢救能否成功的主要环节

由于血肿在颅内占一定的空间,其周围脑组织又因受压及缺氧而迅速发生水肿,致颅内压急剧升高,甚至引起脑疝,因此,在治疗上控制脑水肿成为关键。常用的脱水药为甘露醇、呋塞米及糖皮质激素等。临床上为加强脱水效果,减少药物的不良反应,一般均采取上述药物联合应用。常用药物为甘露醇＋糖皮质激素、甘露醇＋呋塞米或甘露醇＋呋塞米＋糖皮质激素等方式,但用量及用药间隔时间均应视病情轻重及全身情况,尤其是心脏功能及有无高血糖等而定。20％甘露醇为高渗脱水药,体内不易代谢且不能进入细胞,其降颅内压作用迅速,一般用量成人为 1 g/kg 体重,每 6 小时静脉快速滴注 1 次。呋塞米有渗透性利尿作用,可减少循环血容量,对心功能不全者可改善后负荷,用量 1 次 20～40 mg,每天静脉注射 1 次或 2 次。糖皮质激素多采用地塞米松,用量 15～20 mg 静脉滴注,每天 1 次。有糖尿病史或高血糖反应和严重胃出血者不宜使用糖皮质激素。糖皮质激素除能协助脱水外,还可改善血管通透性,防止受压组织在缺氧下自由基的连锁反应,以免使细胞膜受到过氧化损害。在发病最初几天脱水过程中,因颅内压力可急速波动上升,密切观察瞳孔变化及昏迷深度非常重要,如有脑疝前期表现,如一侧瞳孔散大或角膜反射突然消失,或因脑干受压症状明显加剧,可及时静脉滴注 1 次甘露醇,一般滴后 20 分钟左右即可见效。一般水肿于 3～7 天内达高峰,多持续 2 周至 1 个月之久方能完全消散,故脱水药的应用要根据病情逐渐减量,再减少用药次数,最后终止。由于高渗葡萄糖溶液静脉注射的降颅内压时间短,反跳现象重,注入高渗糖对缺血的脑组织有害,故目前已不再使用。

(三)调整血压

脑出血后,常发生血压骤升或降低的表现,这是由于直接或间接损害丘脑下部等处所致。此外,低氧血症也可引起脑血管自动调节障碍,导致脑血流减少,使症状加重。临床上观察血压,常采用平均动脉压,即收缩压加舒张压之和的半数(或舒张压加 1/3 脉压)来计算。正常人平均动脉压的上限是 20.0～26.7 kPa(150～200 mmHg),下限为 8.0 kPa(60 mmHg),只要在这个范围内波动,脑血管的自动调节功能正常,脑血流量基本稳定。如果平均动脉压降到 6.7 kPa(50 mmHg),脑血流就降至正常时的 60％,出现脑缺血缺氧的症状。对高血压患者来讲,如果平均动脉压降到平常的 30％,就会引起脑血流的减少;如血压太高,上限虽可上移,但同样破坏自动调节,引起血管收缩,出现缺血现象。发病后血压过高或过低,均提示预后不良,故调整血压尤为重要。一般可将发病后的血压控制在发病前血压数值略高一些的水平。如原有高血压,发病后血压又上升至更高水平,所降低的数值也可按上升数值的 30％左右控制。常用的降压药物如利血平每次 0.5～1 mg 肌内注射或 25％硫酸镁每次 10～20 mg 肌内注射。注意不应使血压降得太快和过低。血压过低者可适量用间羟胺或多巴胺静脉滴注,使之缓慢回升。

(四)糖皮质激素的应用

脑出血患者应用激素治疗,其可改善脑水肿作用外,还可增加 CSF 的吸收,减少 CSF 的生成,对细胞内溶酶体有稳定作用,能抑制抗利尿激素的分泌,促进利尿作用,具有抗脂质过氧化反应,而减少自由基的生成,此外,尚有改善细胞内外离子通透性的作用,故激素已普遍用于临床治疗脑出血。但也有认为糖皮质激素不利于破裂血管的修复,可诱发感染,加重消化道出血及引起血糖升高,而这些因素均可促使病情加重或延误恢复时间。故糖皮质激素应用与否,应视患者具体情况而定。如无显著消化道出血、高血糖及血压过高,可在急性期及早应用。常用的糖皮质激素有地塞米松静脉滴注 $10\sim20$ mg,1 次/天;或氢化可的松静脉滴注 $100\sim200$ mg,1 次/天。一般应用 2 周左右,视病情好转程度而逐渐减量和终止。

(五)关于止血药的应用

由于脑出血是血管破裂所致,凝血机制并无障碍,且多种止血药可以诱发心肌梗死,甚至导致弥散性血管内凝血。另外,实验室研究发现高血压性脑出血患者凝血、抗凝及纤溶系统的变化与脑梗死患者无差异,均呈高凝状态;再者,高血压性脑出血血管破裂出血一般在 $4\sim6$ 小时内停止,几乎没有超过 24 小时者;还有研究发现应用止血药者,血肿吸收比不用者慢,故目前多数学者不同意用止血药。

(六)急性脑出血致内脏综合征的处理

主要包括脑心综合征、急性消化道出血、中枢性呼吸形式异常、中枢性肺水肿及中枢性呃逆等。这些综合征的出现,常常直接影响预后,严重者导致患者死亡。综合征的发生,主要是由于脑干或丘脑下部发生原发性或继发性损害。脑出血后急性脑水肿而使颅压迅速增高,压力经小脑幕中央游离所形成的"孔道"而向颅后窝传导,此时,脑干背部被迫向尾椎推移,但脑干腹侧,由于基底动脉上端的两侧大脑后动脉和 Willis 动脉环相互联结而难以移动,致使脑干向后呈弯曲状态。如果同时还有小脑幕裂孔疝存在,则将脑干上部的丘脑下部向对侧推移,继而中脑水管也被挤压变窄,引起 CSF 循环受阻,加重了脑积水,使颅内压进一步增高,这样颅压升高形成恶性循环,脑干也随之扭曲不断加重而受到严重损害。可导致脑干内继发性出血或梗死,引起一系列严重的内脏综合征。

1.脑心综合征

发病后 1 周内做心电图检查,常发现 S-T 段延长或下移,T 波低平倒置,以及 Q-T 间期延长等缺血性变化。此外,也可出现室性期前收缩,窦性心动过缓、过速或心律不齐,以及房室传导阻滞等改变。这种异常可以持续数周之久,有人称作"脑源性"心电图变化。其性质是功能性的还是器质性的,尚有不同的认识,临床上最好按器质性病变处理,应根据心电图变化,给予氧气吸入,服用异山梨酯、门冬酸钾镁,甚至毛花苷 C 及利多卡因等治疗,同时密切随访观察心电图的变化,以便及时处理。

2.急性消化道出血

经胃镜检查,半数以上出血来自胃部,其次为食管,少数为十二指肠或小肠。胃部病变呈急性溃疡、多发性糜烂及黏膜下点状出血。损害多见于胃窦部、胃底腺区或幽门腺区。临床上出血多见于发病后 1 周之内,重者可在发病后数小时内就发生大量呕血,呈咖啡样液体。为了了解胃内情况,对昏迷患者应在发病后24～48 小时置胃管,每天定时观察胃液酸碱度及有无潜血。若胃液酸碱度在5 以下,给予氢氧化铝凝胶 15～20 mL,使酸碱度保持在 6～7,此外,给予西咪替丁鼻饲或静脉滴注,以减少胃酸分泌。如已发生胃出血,应局部止血,可给予卡巴克洛每次 20～30 mL 与氯化钠溶液 50～80 mL,每天3 次,此外,云南白药也可应用。大量出血者应及时输血或补液,以防发生贫血及休克。

3.中枢性呼吸异常

中枢性呼吸异常多见于昏迷患者。呼吸快、浅、弱及呼吸节律不规则,潮式呼吸,中枢性过度换气和呼吸暂停。应及时给予氧气吸入,人工呼吸器进行辅助呼吸。可适量给予呼吸兴奋药如洛贝林或二甲弗林等,一般从小剂量开始静脉滴注。为观察有无酸碱平衡及电解质紊乱,应及时送检血气分析,若有异常,应立即纠正。

4.中枢性肺水肿

中枢性肺水肿多见于严重患者的急性期,在发病后 36 小时即可出现,少数发生较晚。肺水肿常随脑部变化加重或减轻,又常为病情轻重的重要标志。应及时吸出呼吸道中的分泌物,甚至行气管切开,以便给氧和保持呼吸通畅。部分患者可酌情给予强心药物。此类患者呼吸道易继发感染,故可给予抗生素,并注意呼吸道的雾化和湿化。

5.中枢性呃逆

呃逆可见于病程的急性期或慢性期,轻者偶尔发生几次,并可自行缓解;重者可呈顽固持续性发作。后者干扰患者的呼吸节律,消耗体力,以致影响预后。一般可采用针灸处理,药物可肌内注射哌甲酯,每次 10～20 mg,也可口服奋乃静、氯硝西泮,每次 1～2 mg,也有一定的作用,但可使睡眠加深或影响对昏迷患者的观察。膈神经刺激常对顽固性呃逆有缓解作用。部分患者可用中药治疗，如柿蒂、丁香及代硝石等。

近年来又发现脑出血患者可引起肾脏损害，多表现为血尿素氮升高等症状，甚至可引起肾衰竭。脑出血患者出现两种以上内脏功能衰竭称为多器官功能衰竭，常为导致死亡的重要原因。

(七)维持营养

注意酸碱平衡及水、电解质平衡及防治高渗性昏迷。初期脱水治疗时就应考虑这些问题，特别对昏迷患者，发病后 24～48 小时即可置鼻饲以便补充营养及液体。在脱水过程中，每天入水量一般控制在 1 000～2 000 mL，其中包括从静脉给予的液体。因需要脱水，故每天应是负平衡，一般水分以负 500～800 mL为宜，初期每天热量至少为 6 276 kJ(1 500 kcal)，以后逐渐增至每天 8 368 kJ(2 000 kcal)以上，且脂肪、蛋白质及糖等应配比合理，必要时应及时补充复合氨基酸、人血清蛋白及冻干血浆等。对于高热者应适当提高入水量。由于初期加强脱水治疗，或同时有呼吸功能障碍，故多数严重患者可出现酸碱平衡紊乱及水电解质失衡，常见者为酸中毒、低钾血症及高钠血症等，均应及时纠正。应用大量脱水药和皮质激素，特别是对有糖尿病者应防止诱发高渗性昏迷，表现为意识障碍程度加重、血压下降、有不同程度的脱水，可出现癫痫发作。高渗性昏迷的确诊还要检查是否有血浆渗透压增高。此外，高血糖、血尿素氮及血清钠升高、尿比重增加也提示有高渗性昏迷的可能。另外，低渗液昏迷时不宜输入过多、过快；有高血糖者应尽早应用胰岛素，避免静脉注射高渗葡萄糖溶液。此外，应经常观察血浆渗透压及水电解质的变化。

(八)手术治疗

当确诊为脑出血后，应根据血肿的大小、部位及患者的全身情况，尽早考虑是否需要外科手术治疗。如需要手术治疗，应考虑采用何种手术方法为宜，常用的手术方法有开颅血肿清除术、立体定向血肿清除术及脑室血液引流术等。关于手术的适应证、手术时机及选用的手术方式目前尚无统一意见，但有下述情况，多考虑清除血肿：①发病之初病情尚轻，但逐步恶化，并有显著的颅压升高症状，可出现脑疝，如壳核出血、血肿向内囊后肢及丘脑进展者。②血肿较大，估计应用内科治疗难以奏效者，如小脑半球出血，血肿直径＞3 cm；或小脑中线血肿，估计压迫脑干者。③患者全身状况能耐受脑部手术操作者。

关于脑出血血肿清除治疗的适应证如下。

1.非手术治疗的适应证

(1)清醒伴小血肿(血肿直径<3 cm 或出血的量<20 mL),常无手术治疗的必要。

(2)少量出血的患者或较少有神经缺损。

(3)格拉斯哥昏迷量表评分≤4 分的患者,由于手术后无一例外的死亡或手术结果非常差,手术不能改变临床结局。但是,格拉斯哥昏迷量表评分≤4 分的小脑出血的患者伴有脑干受压,在特定的情况下,手术仍有挽救患者生命的可能。

2.手术治疗的适应证

(1)手术的最佳适应证是清醒的患者,伴有中至大的血肿。

(2)小脑出血量>3 mL,神经功能恶化、脑干受压和梗阻性脑积水的患者,尽可能快地清除血肿或行脑室引流,可以挽救生命,预后良好。昏迷的患者也应行上述操作。

(3)脑出血合并动脉瘤、动静脉畸形或海绵状血管瘤,如果患者有机会获得良好的预后并且手术能达到血管部位,应当行手术治疗。

(4)年轻人中等到大量的脑叶出血,临床恶化者应积极行手术治疗。

立体定向血肿清除术与以往开颅血肿清除术比较更有优越性。采用 CT 引导立体定向技术将血肿排空器置入血肿腔内,采用各种方法将血肿粉碎并吸出体外。该方法定位准确,可减少脑组织损伤,对急性期患者也适用。立体定向血肿抽吸术治疗壳核血肿效果较好。但一般位于大脑深部的血肿,包括基底节及丘脑部位的血肿,手术虽可挽救生命,但后遗瘫痪较重。脑干及丘脑出血也可手术治疗,但危险性较大。脑叶及尾状核区域出血,手术治疗效果较佳。

血肿清除后临床效果不理想的原因很多,但目前注意到脑出血后引起的脑缺血体积可以超过血肿体积的几倍,可能是重要原因之一,缺血机制包括直接机械压迫、血液中血管收缩物质的参与及出血后血液呈高凝状态等。因此,血肿清除后应同时应用神经保护药、钙通道阻滞剂等,以提高临床疗效。

(九)康复治疗

脑出血后生存的患者,多数遗留瘫痪及失语等症状,重者不能起床或站立。如何最大限度地恢复其运动及语言等功能,物理及康复治疗起着重要作用。一般主张应尽早进行治疗,如瘫肢按摩、被动运动、针灸及语言训练等。有一定程度运动功能者,应鼓励其主动锻炼和训练,直到患者功能恢复到最好的状态。失语患者训练语言功能应有计划,由简单词汇开始逐渐进行训练。感觉缺失障碍很难康复,但仍随全身的康复而逐渐好转。

　　病程依出血的多少、部位、脑水肿的程度及有无并发内脏综合征而各不相同。发病后生存时间可自数小时至几个月,除非大的动脉瘤破裂引起的脑出血,一般不会发生猝死。丘脑及脑干部位出血,出血量虽少,但容易波及丘脑下部以及生命中枢,故生存时间短。脑内出血量、脑室内出血量和发病后格拉斯哥昏迷量表是预测脑出血的病死率的重要因素。CT 显示出血量$\geqslant 60$ cm³,格拉斯哥昏迷量表评分$\leqslant 8$,30 天死亡的可能性为 91%;而 CT 显示出血量$\leqslant 30$ cm³,格拉斯哥昏迷量表评分$\geqslant 9$ 的患者,死亡的可能性为 19%。平均动脉压对皮质下、小脑、脑桥出血的预后无相关性;但影响壳核、丘脑出血的预后,平均动脉压越高,预后越差,血肿破入脑室有利于丘脑出血的恢复,但不利于脑叶出血的恢复。

第三章

循环系统急诊急救

第一节 高血压急症

高血压急症是指短时间内(数小时或数天)血压明显升高,舒张压>16.0 kPa(120 mmHg)和/或收缩压>24.0 kPa(180 mmHg),伴有重要器官组织,如心脏、脑、肾、眼底、大动脉的严重功能障碍或不可逆性损害。高血压急症可以发生在高血压患者,表现为高血压危象或高血压脑病;也可发生在其他许多疾病过程中,主要在心、脑血管病急性阶段,如脑出血、蛛网膜下腔出血、脑梗死、急性左心衰竭伴肺水肿、不稳定型心绞痛、急性主动脉夹层和急、慢性肾衰竭等情况时。

单纯的血压升高并不构成高血压急症,血压的高低也不代表患者的危重程度;是否出现靶器官损害及哪个靶器官受累不仅是高血压急症诊断的关键,也直接决定治疗方案的选择。及时正确处理高血压急症,可在短时间内使病情缓解,预防进行性或不可逆性靶器官损害,降低死亡率。根据降压治疗的紧迫程度,高血压急症可分为紧急和次急两类。前者需要采用静脉途径给药,可在几分钟到1小时内迅速降低血压;后者需要在几小时到24小时内降低血压,可使用快速起效的口服降压药。

一、发病机制

长期高血压及伴随的危险因素引起小动脉中层平滑肌细胞增殖和纤维化,中动脉、大动脉粥样硬化,管壁增厚和管腔狭窄,导致重要靶器官,如心、脑、肾缺血。在此基础上或在其他许多疾病过程中,因紧张、疲劳、情绪激动、突然停服降压药、嗜铬细胞瘤阵发性高血压发作等诱因,小动脉发生强烈痉挛,血压急剧上升,使重要靶器官缺血加重而产生严重功能障碍或不可逆性损害;或由于过高的血压突破了脑血流自动调节范围,脑组织血流灌注过多引起脑水肿、脑功能障碍。

妊娠时子宫胎盘血流灌注减少,使前列腺素在子宫合成减少,从而促使肾素分泌增加,通过血管紧张素系统使血压升高。

二、临床表现

(一)高血压脑病

高血压脑病常见于急性肾小球肾炎,亦可见于其他原因高血压,但在醛固酮增多症和嗜铬细胞瘤者少见。常表现为剧烈头痛、烦躁、恶心、呕吐、抽搐、昏迷、暂时局部神经体征。舒张压常≥18.7 kPa(130 mmHg),眼底几乎均能见到视网膜动脉强烈痉挛,脑脊液压力可高达3.9 kPa(400 mmH$_2$O),蛋白增加。经有效的降压治疗,症状可迅速缓解,否则将导致不可逆脑损害。

(二)急进型或恶性高血压

急进型或恶性高血压多见于中青年,血压显著升高,舒张压持续≥18.7 kPa(130 mmHg),并有头痛、视力减退、眼底出血、渗出和视盘水肿;肾损害突出,持续蛋白尿、血尿与管型尿;若不积极降压治疗,预后很差,常死于肾衰竭、脑卒中、心力衰竭。病理上以肾小球纤维样坏死为特征。

(三)急性脑血管病

急性脑血管病包括脑出血、脑血栓形成和蛛网膜下腔出血。

(四)慢性肾疾病合并严重高血压

原发性高血压可以导致肾小球硬化,肾功能损害,在各种原发性或继发性肾实质疾病中,包括各种肾小球肾炎、糖尿病肾病、红斑狼疮肾炎、梗阻性肾病等,出现肾性高血压者可达80%~90%,是继发性高血压的主要原因。随着肾功能损害加重,高血压的出现率、严重程度和难治程度也加重。

(五)急性左心衰竭

高血压是急性心力衰竭最常见的原因之一。

(六)急性冠脉综合征

血压升高引起内膜受损而诱发血栓形成急性冠脉综合征。

(七)急性主动脉夹层

主动脉内的血液经内膜撕裂口流入囊样变性的中层,形成血肿,随血流压力的驱动,逐渐在主动脉中层内扩展。临床特点为急性起病,突发剧烈胸背部疼痛、休克和血肿压迫相应的主动脉分支血管时出现的脏器缺血症状。多见于中老年患者,约 3/4 的患者有高血压病史。CT 和 MRI 检查能明确诊断,必要时行主动脉造影。一旦诊断明确,立即进行解除疼痛、降低血压、减慢心率的治疗。

(八)子痫

先兆子痫是指以下 3 项中有 2 项者:血压>21.3/14.7 kPa(160/110 mmHg);尿蛋白≥3 g/24 h;伴水肿、头痛、头晕、视物不清、恶心、呕吐等自觉症状。子痫指妊娠高血压综合征的孕产妇发生抽搐。辅助检查:血液浓缩,血黏度升高,重者肌酐升高、凝血机制异常,眼底可见视网膜痉挛、水肿、出血。

(九)嗜铬细胞瘤

嗜铬细胞瘤可产生和释放大量去甲肾上腺素和肾上腺素,常见的肿瘤部位在肾上腺髓质,也可在其他具有嗜铬组织的部位,如主动脉分叉、胸腹部交感神经节等。临床表现为血压急剧升高,伴心动过速、头痛、苍白、大汗、麻木、手足发冷。发作持续数分钟至数小时。通过发作时尿儿茶酚胺代谢产物香草基杏仁酸和血儿茶酚胺的测定可以确诊。

高血压次急症也称为高血压紧迫状态,指血压急剧升高而尚无靶器官损害。可在数小时内将血压降低,不一定需要静脉用药。主要包括急进型或恶性高血压无心、肾和眼底损害,先兆子痫,围术期高血压等。

三、诊断与评估

(一)诊断依据

(1)原发性高血压病史。

(2)血压突然急剧升高。

(3)伴有心功能不全、高血压脑病、肾功能不全、视盘水肿、渗出、出血等靶器官严重损害。

(二)评估

发生高血压急症的患者基础条件不同,临床表现形式各异,要决定合适的治疗方案,有必要早期对患者进行评估,做出危险分级,针对患者的具体情况制订个体化的血压控制目标和用药方案。

在病情诊断及评估中,简洁但完整的病史收集有助于了解高血压的持续时间和严重性、并发症情况及药物使用情况;需要明确患者是否有心血管、肾、神经系统疾病病史,检查是否有靶器官损害的相关征象;进行必要的辅助检查,如血电解质、尿常规、心电图、检眼镜等。根据早期评估选择适当的急诊检查,如 X 线胸部平片、脑 CT 等。一旦发现患者有靶器官急性受损的迹象,就应该进行紧急治疗。

四、治疗原则

(一)迅速降低血压

选择适宜有效的降压药物静脉滴注,在监测下将血压迅速降至安全水平,以预防进行性或不可逆性靶器官损害,避免使血压下降过快或过低,导致局部或全身灌注不足。

(二)降压目标

高血压急症降压治疗的第一个目标是在 30～60 分钟将血压降到一个安全水平。由于患者基础血压水平各异,合并的靶器官损害不一,这一安全水平必须根据患者的具体情况决定。指南建议:①1 小时内使平均动脉血压迅速下降但不超过 25%。一般掌握在近期血压升高值的 2/3 左右。但注意对于临床的一些特殊情况,如主动脉夹层和急性脑血管病患者等,血压控制另有要求。②在达到第一个目标后,应放慢降压速度,加用口服降压药,逐步减慢静脉给药的速度,逐渐将血压降低到第二个目标。在以后的 2～6 小时将血压降至 21.3/(13.3～14.7)kPa[160/(100～110)mmHg],根据患者的具体病情适当调整。③如果这样的血压水平可耐受和临床情况稳定,在以后 24～48 小时逐步降低血压达到正常水平,即高血压急症血压控制的第三步。

五、常见高血压急症的急诊处理

(一)高血压脑病

高血压脑病临床处理的关键:一方面要考虑将血压降低到目标范围内,另一方面要保证脑血流灌注,尽量减少颅内压的波动。脑动脉阻力在一定范围内直接随血压变化而变化。慢性高血压时,该设定点也相应升高,迅速、过度降低血压可能降低脑血流量,造成不利影响。因而降压治疗以静脉给药为主,1 小时内将收缩压降低 20%～25%,血压下降幅度不可超过 50%,舒张压一般不低于 14.7 kPa(110 mmHg)。在治疗时要同时兼顾减轻脑水肿、降颅压,避免使用降低脑血流量的药物。迅速降压过去首选硝普钠,起始量为 20 μg/min,视血压和病情可逐渐增至 200～300 μg/min。但硝普钠可能引起颅内压增高,并影响脑血流灌注,以及可能产生蓄积中毒,在用药时需对患者进行密切监护。现多用尼卡地平、拉贝洛尔等药物治疗。其中尼卡地平不仅能够安全平稳地控制血压,同时还能较好地保证脑部、心脏、肾等重要脏器的血供。尼卡地平急诊应用于高血压急症时,以静脉泵入为主,剂量为每分钟 $0.5 \sim 6\ \mu g/kg$,起始量每分钟 $0.5\ \mu g/kg$,达到目标血压后,根据血压调节点滴速度。拉贝洛尔 50 mg 缓慢静脉注射,以后每隔 15 分钟重复注射,总剂量不超过 300 mg,或给初始量后以 $0.5 \sim 2\ mg/min$ 的速度静脉滴注。对合并有冠心病、心功能不全者可选用硝酸甘油。颅压明显升高者应加用甘露醇、利尿剂。一般禁用单纯受体阻滞剂、可乐定和甲基多巴等。二氮嗪可反射性地使心率增快,并可增加每搏输出量和升高血糖,故有冠心病、心绞痛、糖尿病者慎用。

(二)急性脑血管病

高血压患者在出现急性脑血管病时,脑部血流的调节机制进一步紊乱,特别是急性缺血性脑血管病患者,几乎完全依靠平均动脉血压的增高来维持脑组织的血液灌注。因而在严重高血压合并急性脑血管病的治疗中,需首先把握的一个原则就是"无害原则",避免血流灌注不足。急性脑血管病期间迅速降低血压的风险和好处并不清楚,因此一般不主张对急性脑血管病患者采用积极的降压治疗,在病情尚未稳定或改善的情况下,宜将血压控制在中等水平[约 21.3/13.3 kPa (160/100 mmHg)],血压下降不要超过 20%。治疗时避免使用减少脑血流灌注的药物,可选用尼卡地平、拉贝洛尔、卡托普利等。联合使用血管紧张素转化酶抑制剂和噻嗪类利尿剂有利于减少脑血管病发生率。

1.脑梗死

许多脑梗死患者在发病早期,其血压均有不同程度的升高,且其升高的程度与脑梗死病灶大小及是否患有高血压有关。脑梗死早期的高血压处理取决于血压升高的程度及患者的整体情况和基础血压。如收缩压在 $24.0 \sim 29.3$ kPa (180~220 mmHg)或舒张压在 $14.7 \sim 16.0$ kPa(110~120 mmHg),一般不急于降压治疗,但应严密观察血压变化;如血压>29.3/16.0 kPa(220/120 mmHg),或伴有心肌缺血、心力衰竭、肾功能不全及主动脉夹层等,或考虑溶栓治疗的患者,则应给予降压治疗。根据患者的具体情况选择合适的药物及合适剂量。如尼卡地平5 mg/h作为起始量静脉滴注,每 5 分钟增加 2.5 mg/h 至满意效果,最大每小时15 mg。拉贝洛尔 50 mg 缓慢静脉注射,以后每隔 15 分钟重复注射,总剂量不超过 300 mg,或给初始量后以每分钟 0.5~2 mg 的速度静脉滴注。效果不满意者可谨慎使用硝普钠。β受体阻滞剂可使脑血流量降低,急性期不宜用。

2.脑出血

脑出血时血压升高是颅内压增高情况下保持正常脑血流的脑血管自动调节机制,脑出血患者合并严重高血压的治疗方案目前仍有争论,降压可能影响脑血流量,导致低灌注或脑梗死,但持续高血压可使脑水肿恶化。一般认为,在保持呼吸道通畅,纠正缺氧,降低颅内压后,如血压≥26.7/14.7 kPa(200/110 mmHg)时,才考虑在严密血压监测下使用经静脉降压药物进行治疗,使血压维持在略高于发病前水平或24.0/14.0 kPa(180/105 mmHg)左右;收缩压在22.7～26.7 kPa(170～200 mmHg)或舒张压在13.3～14.7 kPa(100～110 mmHg),暂不必使用降压药。先脱水降颅压,并严密观察血压情况,必要时再用降压药物治疗。可选择血管紧张素转化酶抑制剂、利尿剂、拉贝洛尔等。钙通道阻滞剂能扩张脑血管、增加脑血流,但可能增高颅内压,应慎重使用。α受体阻滞剂往往出现明显的降压作用及明显的直立性低血压,应避免使用。在调整血压的同时,防止继续出血、保护脑组织、防治并发症,必要时采取手术治疗。

(三)急性冠脉综合征

急性冠脉综合征包括不稳定型心绞痛和心肌梗死,其治疗目标在于降低血压、减少心肌耗氧量,但不可影响到冠脉灌注压,从而减少冠脉血流量。血压控制的目标是使其收缩压下降10%～15%。治疗时首选硝酸酯类药物,如硝酸甘油,开始时以5～10 μg/min速率静脉滴注,逐渐增加剂量,每5～10分钟增加5～10 μg/min。早期联合使用其他降血压药物治疗,如β受体阻滞剂、血管紧张素转化酶抑制剂、α₁受体阻滞剂,必要时还可配合使用利尿剂和钙通道阻滞剂。另外配合使用镇痛、镇静药等。特别是尼卡地平能增加冠状动脉血流、保护缺血心肌,静脉滴注能发挥降压和保护心脏的双重效果。拉贝洛尔能同时阻断α₁受体和β受体,在降压的同时能减少心肌耗氧量,也可选用。心肌梗死后的患者可选用血管紧张素转化酶抑制剂、β受体阻滞剂和醛固酮受体阻滞剂。此外,原发病的治疗如溶栓、抗凝、血管再通等也非常重要,对ST段抬高型心肌梗死的患者,溶栓前应将血压控制在20.0/12.0 kPa(150/90 mmHg)以下。

(四)急性左心衰竭

急性左心衰竭主要是由收缩期高血压和缺血性心脏病导致。严重高血压伴急性左心衰竭治疗的主要手段是通过静脉用药,迅速降低心脏的前后负荷。在应用血管扩张药迅速降低血压的同时,配合使用强效利尿剂,尽快缓解患者的缺氧和高度呼吸困难。就心脏功能而言,应力求将血压降到正常水平。血压被控制的同时,心力衰竭亦常得到控制。血管扩张药可选用硝普钠、硝酸甘油、酚妥拉明等,广泛心肌缺血引起的急性左心衰竭,首选硝酸甘油。在降压的同时以吗啡3～5 mg静脉缓注,必要时每隔15分钟重复1次,共2～3次,老年患者酌情减少剂量或改为肌内注射;呋塞米20～40 mg静脉注射,2分钟内推完,4小时后可重复1次;并给予吸氧、氨茶碱等。洋地黄仅在心脏扩大或心房颤动伴快速心室率时应用。

(五)急性主动脉夹层

3/4的主动脉夹层患者有高血压,血压增高是病情进展的重要诱因。治疗目标为通过扩张血管、减缓心动过速、抑制心脏收缩、降低血压及左心室射血速度、降低血流对动脉的剪切力,从而阻止夹层血肿的扩展。主动脉夹层在升主动脉及有并发症者尽快手术治疗;主动脉夹层病变局限在降主动脉者应积极内科治疗。患者应绝对卧床休息,严密监测生命体征和血管受累征象,给予有效止痛、迅速降压、镇静和吸氧,忌用抗凝或溶栓治疗。疼痛剧烈患者立即静脉使用较大剂量的吗啡或哌替啶。不论患者有无收缩期高血压,都应首先静脉应用β受体阻滞剂来减弱心肌收缩力,减慢心率,降低左心室射血速度。如普萘洛尔0.5 mg静脉注射,随后每3～5分钟注射1～2 mg,直至心率降至60～70次/分。心率控制后,如血压仍然很高,应加用血管扩张药。降压的原则是在保证脏器足够灌注的前提下,迅速将血压降低并维持在尽可能低的水平。一般要求在30分钟内将收缩压降至13.3 kPa(100 mmHg)左右。如果患者不能耐受或有心、脑、肾缺血情况,也应尽量将血压维持在16.0/10.7 kPa(120/80 mmHg)以下。治疗首选硝普钠或尼卡地平静脉滴注。其他常用药物有乌拉地尔、艾司洛尔、拉贝洛尔等。必要时加用血管紧张素Ⅱ受体阻滞剂、血管紧张素转化酶抑制剂或小剂量利尿剂,但要注意血管紧张素转化酶抑制剂可引起刺激性咳嗽,可能加重病情。肼苯达嗪和二氮嗪因有反射性增快心率、增加心排血量作用,不宜应用。主动脉大分支阻塞患者,因降压后使缺血加重,不宜采用降压治疗。

(六)子痫和先兆子痫

妊娠急诊患者的处理需非常小心,因为要同时顾及母亲和胎儿的安全。在加强母儿监测的同时,治疗时需把握三项原则:镇静防抽搐、止抽搐;积极降压;终止妊娠。

(1)镇静防抽搐、止抽搐:常用药物为硫酸镁,肌内注射或静脉给药,用药时监测患者血压、尿量、腱反射、呼吸情况,避免发生中毒反应。镇静药可选用冬眠

1号或地西泮。

(2)积极降压:当血压升高>22.7/14.7 kPa(170/110 mmHg)时,宜静脉给予降压药物,控制血压,以防脑卒中及子痫发生。究竟血压应降至多少合适,目前尚无一致意见。注意避免血压下降过快、幅度过大,影响胎儿血供。保证分娩前舒张压在 12.0 kPa(90 mmHg)以上,否则会增加胎儿死亡风险。紧急降压时可静脉滴注尼卡地平、拉贝洛尔或肼苯达嗪。尼卡地平是妊娠高血压综合征治疗的首选药,它的胎盘转移率低,长时间使用对胎儿也无不良影响,能在有效降压的同时,延长妊娠,有利于改善胎儿结局,尤其适用于先兆子痫患者。另外,尼卡地平有针剂和口服两种剂型,适合孕产妇灵活应用。但应注意其可能抑制子宫收缩而影响分娩,在与硫酸镁合用时应小心产生协同作用。肼苯达嗪常用剂量为40 mg加于 5%葡萄糖溶液 500 mL 静脉滴注,0.5~10 mg/h。血压稳定后改为口服药物维持。血管紧张素转化酶抑制剂、血管紧张素Ⅱ受体阻滞剂可能对胎儿产生不利影响,禁用;利尿剂可进一步减少血容量,加重胎儿缺氧,除非存在少尿情况,否则不宜使用利尿剂;硝普钠可致胎儿氰化物中毒,应禁忌。

(3)结合患者病情和产科情况,适时终止妊娠。

(七)特殊人群高血压急症的处理

1.老年性高血压急症

老年人患高血压比例较高,容易出现靶器官损害,甚至是多个靶器官损害,高血压急症的发展速度较快,危险度更高。降压治疗可减少老年患者的心脑血管病及死亡率。但是老年高血压患者血压波动大,控制效果差。另外,老年患者多有危险因素和复杂的基础疾病,因而在遵循一般处理原则的同时,需格外注意以下几点:①降压不要太快,尤其是对于体质较弱者。②脏器的低灌注对老年患者的危害更大,建议血压控制目标为收缩压降至 20.0 kPa(150 mmHg),如能耐受可进一步降低。舒张压若<9.3 kPa(70 mmHg)可能产生不利影响。③大多数患者的药物初始剂量宜降低,注意药物不良反应。④常需要两种或更多药物控制血压。由于尼卡地平具有脏器保护功能,对于老年人高血压急症,建议优先使用。⑤注意原有的和药物治疗后出现的直立性低血压。

2.肾功能不全患者

治疗原则为在强效控制血压的同时,避免对肾功能的进一步损害,通常需要联合用药,根据患者的具体情况选择合适的降压药物。血压一般以降至 20.0~21.3/12.0~13.3 kPa(150~160/90~100 mmHg)为宜。第 1 小时使平均动脉压下降 10%,第 2 小时下降 10%~15%,在12 小时内使平均动脉压下降约 25%。

选用增加或不减少肾血流量的降压药,首选血管紧张素转化酶抑制剂和血管紧张素Ⅱ受体阻滞剂,常与钙通道阻滞剂、小剂量利尿剂、β受体阻滞剂联合应用;避免使用有肾毒性的药物;经肾排泄或代谢的降压药,剂量应控制在常规用量的1/3～1/2。病情稳定后建议长期联合使用降压药,将血压控制在 17.3/10.7 kPa(130/80 mmHg)以下。

六、常用于高血压急症的药物评价

高血压急症的降压治疗除了选择起效迅速、作用持续时间短、停药后作用消失较快、不良反应小的静脉用药外,为增强降压作用、减少不良反应、保护重要脏器血流,以及出于特殊人群的需要,常需联合使用口服降压药,并且在血压控制后逐步减少静脉用药,转而用口服降压药物长期维持治疗。选择药物时应充分权衡血压与组织灌注、心脏负荷、血管损害、出血、凝血等的关系,合理控制降压的幅度与速度,考虑各种降压药物的作用和不良反应。

临床上用于降低血压的药物主要分为钙通道阻滞剂、血管紧张素转化酶抑制剂、血管紧张素Ⅱ受体阻滞剂、α受体阻滞剂、β受体阻滞剂、利尿剂及其他降压药 7 类,其中常用于高血压急症的静脉注射药物为硝普钠、尼卡地平、乌拉地尔、二氮嗪、肼苯达嗪、拉贝洛尔、艾司洛尔、酚妥拉明等。其他药物则根据患者的具体情况酌情配合使用,如紧急处理时可选用硝酸甘油、卡托普利等舌下含服;血管紧张素转化酶抑制剂、血管紧张素Ⅱ受体阻滞剂对肾功能不全的患者有很好的肾保护作用;α受体阻滞剂可用于前列腺增生的患者;在预防脑血管病和改善左心室肥厚方面,血管紧张素Ⅱ受体阻滞剂均优于β受体阻滞剂;心力衰竭时需采用利尿剂联合使用血管紧张素转化酶抑制剂、β受体阻滞剂、血管紧张素Ⅱ受体阻滞剂等药物。

(一)硝普钠

硝普钠能直接扩张动脉和静脉,降压作用迅速,停药后效果持续时间短,可用于各种高血压急症。但是由于快速降低血压的同时也带来一系列不良反应,从而使硝普钠在临床的应用具有一定的局限性。例如其控制血压呈剂量依赖性,同时还可以降低脑血流量,增加颅内压;对心肌供血的影响可引起冠脉缺血,增加急性心肌梗死早期的死亡率。静脉滴注时需密切观察血压,以免过度降压,造成器官组织血流灌注不足。长期或大剂量应用时可导致血中氰化物蓄积中毒,引起急性精神病和甲状腺功能低下等。小儿、冠状动脉或脑血管供血不足、肝肾或甲状腺功能不全者禁用;代偿性高血压、动静脉并联、主动脉狭窄和孕妇禁用。高血压急症伴急性冠脉综合征、高血压脑病、急性脑血管病或严重肾功能不全者使用时应谨慎。

(二)尼卡地平

尼卡地平为二氢吡啶类钙通道阻滞剂,是世界上第一个取得抗高血压适应证的钙通道阻滞剂。尼卡地平主要扩张动脉,降低心脏后负荷,对椎动脉、冠状动脉、肾动脉和末梢小动脉的选择性远高于心肌,在降低血压的同时,能改善脑、心脏、肾的血流量,并对缺血心肌具有保护作用。另外,它还具有利尿作用,且不影响肺部的气体交换。基于以上机制,尼卡地平在治疗高血压急症时具有以下特点:降压作用起效迅速、效果显著、血压控制过程平稳、血压波动性小;能有效保护靶器官;不易引起血压的过度降低,用量调节简单、方便;不良反应少且症状轻微,停药后不易出现反跳,长期用药也不会产生耐药性,安全性很好。与硝普钠相比降压效果相似,而其安全性及对靶器官的保护作用明显优于硝普钠,因而尼卡地平不仅是治疗高血压的一线药物,也是急诊科在处理大多数高血压急症的理想选择。

(三)乌拉地尔

乌拉地尔为选择性 α_1 受体阻滞剂,具有外周和中枢双重降压作用,起效快,效果显著,不影响心率,无反跳现象,对嗜铬细胞瘤引起的高血压危象有特效。暂不提倡与血管紧张素转化酶抑制剂合用;主动脉峡部狭窄者、哺乳期妇女禁用;妊娠妇女仅在必要的情况下使用;老年患者需慎用,初始剂量宜小,在脏器供血维持方面欠佳。

(四)拉贝洛尔

对 α_1 受体和 β 受体均有阻断作用,能减慢心率,减少心排血量,减小外周血管阻力。其降压作用温和,效果持续时间较长。特别适用于妊娠高血压患者。充血性心力衰竭、房室传导阻滞、心率过缓或心源性休克、肺气肿、支气管哮喘、脑出血者禁用;肝功能不全、肾功能不全、甲状腺功能低下等患者慎用。

(五)艾司洛尔

艾司洛尔为选择性 β_1 受体阻滞剂,起效快,作用时间短。能减慢心率,减少心排血量,降低血压,特别是收缩压。支气管哮喘、严重慢性阻塞性肺疾病、窦性心动过缓、二度至三度房室传导阻滞、难治性心功能不全、心源性休克及对本品过敏者禁用。

第二节　急性心肌梗死

急性心肌梗死(AMI)是在冠状动脉病变的基础上,发生冠状动脉血供急剧减少或中断,以致供血区域的心肌产生持久而严重的缺血性损害,心肌组织代谢和血液营养成分及氧的供需不平衡,形成不可逆的坏死。临床表现为持久的胸骨后剧烈疼痛、发热、白细胞计数和血清心肌酶增高以及心电图进行性改变,可发生心律失常、休克或心力衰竭,属冠心病的严重类型,需进行特别护理。

一、病因

冠状动脉粥样硬化造成管腔狭窄和心肌供血不足,而侧支循环尚未建立时,由于下述原因加重心肌缺血即可发生心肌梗死。

(一)冠状动脉完全闭塞

病变血管粥样斑块内破溃或内膜下出血,管腔内血栓形成或动脉持久性痉挛,使管腔发生完全的闭塞。

(二)心排血量骤降

休克、脱水、出血、严重的心律失常或外科手术等引起心排出量骤降,冠状动脉灌流量严重不足。

(三)心肌需氧需血量猛增

重度体力劳动、情绪激动或血压剧升时,左心室负荷剧增,儿茶酚胺分泌增多,心肌需氧需血量增加。

AMI亦可发生于无冠状动脉粥样硬化的冠状动脉痉挛,也偶有由于冠状动脉栓塞、炎症、先天性畸形所致。

心肌梗死后发生的严重心律失常、休克或心力衰竭,均可使冠状动脉灌流量进一步降低,心肌坏死范围扩大。

二、症状

(一)梗死先兆

多数患者于发病前数天可有前驱症状,心电图检查,可显示 ST 段一时性抬高或降低,T波高大或明显倒置,此时应警惕患者近期内有发生心肌梗死的可能。

(二)症状

1.疼痛

疼痛为此病最突出的症状。发作多无明显诱因,且常发作于安静时,疼痛部位和性质与心绞痛相同,但疼痛程度较重,持续时间久,有长达数小时甚至数天,用硝酸甘油无效。患者常烦躁不安、出汗、恐惧或有濒死感。少数患者可无疼痛,起病即表现休克或急性肺水肿。

2.休克

20%患者可伴有休克,多在起病后数小时至1周内发生。患者面色苍白、烦躁不安、皮肤湿冷,脉搏细弱,血压下降<10.7 kPa,甚至昏厥。若患者只有血压降低而无其他表现者称为低血压状态。休克发生的主要原因:由于心肌遭受严重损害,左心室排出量急剧降低(心源性休克);剧烈胸痛引起神经反射性周围血管扩张;因呕吐、大汗、摄入不足所致血容量不足。

3.心律失常

75%~95%的患者伴有心律失常,多见于起病1~2周内,而以24小时内为最多见,心律失常中以室性心律失常最多,如室性期前收缩,部位患者可出现室性心动过速或心室颤动而猝死。房室传导阻滞、束支传导阻滞也不少见,室上性心律失常较少发生。前壁心肌梗死易发生束支传导阻滞,下壁心肌梗死易发生房室传导阻滞,室上性心律失常多见于心房梗死。

4.心力衰竭

梗死后心脏收缩力显著减弱且不协调,故在起病最初几天易发生急性左心衰竭,出现呼吸困难、咳嗽、烦躁、不能平卧等症状。严重者发生急性肺水肿,可有发绀及咳大量粉红色泡沫样痰,后期可有右心衰竭,右心室心肌梗死者在开始即可出现右心衰竭。

5.全身症状

全身症状有发热、心动过速、白细胞计数增高和红细胞沉降增快等。此主要由于坏死组织吸收所引起,一般在梗死后1~2天内出现,体温一般在38 ℃左右,很少超过39 ℃,持续一周左右。

三、辅助检查

(一)心电图

1.特征性改变

(1)在面向心肌坏死区的导联上出现宽而深的Q波。

（2）在面向坏死区周围心肌损伤区的导联上出现 ST 段抬高呈弓背向上型。

（3）在面向损伤区周围心肌缺血区的导联上出现 T 波倒置。心内膜下心肌梗死一般无病理性 Q 波。

2.动态性改变

（1）超急性期:发病数小时内,可出现异常高大两肢不对称的 T 波。

（2）急性期:数小时后,ST 段明显抬高,弓背向上,与直立的 T 波连接,形成单向曲线,1～2 日内出现病理性 Q 波,同时 R 波减低,病理性 Q 波或 QS 波常持久不退。

（3）亚急性期:ST 段抬高持续数天于两周左右,逐渐回到基线水平,T 波变为平坦或倒置。

（4）恢复期:数周至数月后,T 波呈 V 形对称性倒置,此可永久存在,也可在数月至数年后恢复。

3.判断部位和范围

可根据出现特征性改变的导联来判断心肌梗死的部位。如 V_1、V_2、V_3 和 V_4、V_5、V_6 反映左心室前壁和侧壁,Ⅱ、Ⅲ、aVF 反映下壁,Ⅰ、aVL 反映左心室高侧壁病变。

（二）超声心动图

超声心动图可发现坏死区域心肌运动异常,了解心脏功能。

（三）血液检查

1.血象

起病 24～48 小时后白细胞计数可增至 $(10～20)×10^9/L$,中性粒细胞增多,嗜酸性粒细胞计数减少或消失,红细胞沉降率增快,均可持续 1～3 周。

2.血清酶

血清心肌酶升高。磷酸肌酸激酶（CPK）及同工酶 MB（CK-MB）在 3～6 小时开始升高,24 小时达最高峰,2～3 天下降至正常。

3.血清心肌特异蛋白

血清肌钙蛋白 T 和肌钙蛋白 Ⅰ 增高。

四、治疗

原则:保护和维持心脏功能,改善心肌血液供应,挽救濒死心肌,缩小心肌梗死范围,及处理并发症防止猝死。

(一)监护和一般治疗

监护;卧床休息 2 周;吸氧。

(二)对症处理

(1)解除疼痛:应尽早解除疼痛,一般可静脉注射吗啡 3～5 mg。

(2)控制休克:有条件者应进行血流动力学监测,根据中心静脉压、肺毛细血管楔嵌压判定休克的原因,给予针对性治疗。

(3)消除心律失常:心律失常是引起病情加重及死亡的重要原因。

(4)治疗心力衰竭:除严格休息、镇痛或吸氧外,可先用利尿剂,常有效而安全。

(5)其他疗法:抗凝疗法、硝酸酯类药物、ACEI 类、β 受体阻滞剂、葡萄糖-胰岛素-钾(极化液)、抗血小板药物、他汀类药物。

(三)挽救濒死心肌和缩小梗死范围

(1)溶血栓治疗:应用纤溶酶激活剂激活血栓中纤溶酶原转变为纤溶酶而溶解血栓。目前常有的药物有链激酶、尿激酶和组织型纤溶酶原激活物(t-PA)等。

(2)冠状动脉内介入治疗。

(四)恢复期处理

可长期口服阿司匹林 100 mg/d,有抗血小板聚集,预防再梗死作用。广谱血小板聚集抑制剂噻氯匹定有减少血小板的黏附,抑制血小板聚集和释放凝血因子等作用,可预防心肌梗死后复发,剂量:250 mg,每天 1～2 次,口服。病情稳定并无症状,3～4 个月后,体力恢复,可酌情恢复部分轻工作,应避免过重体力劳动或情绪紧张。

五、院前急救

流行病学调查发现,AMI 死亡的患者中约 50% 在发病后 1 小时内于院外猝死,死因主要是可救治的致命性心律失常。显然,AMI 患者从发病至治疗存在时间延误。原因:①患者就诊延迟。②院前转运、入院后诊断和治疗准备所需的时间过长,其中以患者就诊延迟所耽误时间最长。因此,AMI 院前急救的基本任务是帮助 AMI 患者安全、迅速地转运到医院,以便尽早开始再灌注治疗;重点是缩短患者就诊延误的时间和院前检查、处理、转运所需的时间。

应帮助已患有心脏病或有 AMI 高危因素的患者提高识别 AMI 的能力,以便自己一旦发病立即采取以下急救措施:①停止任何主动活动和运动;②立即舌下含服硝酸甘油片(0.5 mg),每 5 分钟可重复使用。若含服硝酸甘油 3 片仍无效则应拨打急救电话,由急救中心派出配备有专业医护人员、急救药品和除颤器等设备的救护车,将其运送到附近能提供 24 小时心脏急救的医院。随同救护的医护人员必须掌握除颤和心肺复苏技术,应根据患者的病史、查体和心电图结果做出初步诊断和急救处理,包括持续心电图和血压监测、舌下含服硝酸甘油、吸氧、建立静脉通道和使用急救药物,必要时给予除颤治疗和心肺复苏。尽量识别AMI 的高危患者[如有低血压(<13.3 kPa)、心动过速(>100 次/分)或有休克、肺水肿体征],直接送至有条件进行冠状动脉血运重建术的医院。

AMI 患者被送达医院急诊室后,医师应迅速做出诊断并尽早给予再灌注治疗。力争在 10～20 分钟内完成病史采集、临床检查和记录 1 份 18 导联心电图以明确诊断。对 ST 段抬高的 AMI 患者,应在 30 分钟内开始溶栓,或在 90 分钟内开始行急诊 PTCA 治疗。在典型临床表现和心电图 ST 段抬高已能确诊为AMI 时,绝不能因等待血清心肌标志物检查结果而延误再灌注治疗的时间。

第三节　急性左心衰竭

急性心力衰竭是临床医师面临的最常见的心脏急症之一。许多国家随着人口老龄化及急性心肌梗死患者存活率的升高,慢性心力衰竭患者的数量快速增长,同时也增加了心功能失代偿的患者的数量。急性心力衰竭 60%～70%是由冠心病所致,老年人发病尤其明显。年轻患者,急性心力衰竭的原因更多见于扩张型心肌病、心律失常、先天性或瓣膜性心脏病、心肌炎等。

急性心力衰竭患者预后不良。急性心肌梗死伴有严重心力衰竭患者病死率非常高,12 个月的病死率为 30%。据报道,急性肺水肿院内病死率为 12%,1 年病死率为 40%。

2008 年欧洲心脏病学会更新了急性和慢性心力衰竭指南。2010 年中华医学会心血管病分会公布了我国急性心力衰竭诊断和治疗指南。

一、急性心力衰竭的临床表现

急性心力衰竭是指由于心脏功能异常而出现的急性临床发作。无论既往有无心脏病病史,均可发生。心功能异常可以是收缩功能异常,亦可为舒张功能异常,还可以是心律失常或心脏前负荷和后负荷失调。急性心力衰竭通常是致命的,需要紧急治疗。

急性心力衰竭可以在既往没有心功能异常者首次发病,也可以是慢性心力衰竭的急性失代偿。急性心力衰竭患者的临床表现如下。

(一)基础心血管疾病的病史和临床表现

大多数患者有各种心脏病的病史,存在引起急性心力衰竭的各种病因。老年人中的主要病因为冠心病、高血压和老年性退行性心瓣膜病,而在年轻人中多由风湿性心瓣膜病、扩张型心肌病、急性重症心肌炎等所致。

(二)诱发因素

常见的诱因有:①慢性心力衰竭药物治疗缺乏依从性。②心脏容量超负荷。③严重感染,尤其肺炎和败血症。④严重颅脑损害或剧烈的精神心理紧张与波动。⑤大手术后。⑥肾功能减退。⑦急性心律失常如室性心动过速、心室颤动、心房颤动或心房扑动伴快速心室率、室上性心动过速及严重的心动过缓等。⑧支气管哮喘发作。⑨肺栓塞。⑩高心排血量综合征,如甲状腺危象、严重贫血等。⑪应用负性肌力药物如维拉帕米、地尔硫草、β受体阻滞剂等。⑫应用非甾体抗炎药。⑬心肌缺血。⑭老年急性舒张功能减退。⑮吸毒。⑯酗酒。⑰嗜铬细胞瘤。这些诱因使心功能原来尚可代偿的患者骤发心力衰竭,或者使已有心力衰竭的患者病情加重。

(三)早期表现

原来心功能正常的患者出现急性失代偿的心力衰竭(首发或慢性心力衰竭急性失代偿)伴有急性心力衰竭的症状和体征,出现原因不明的疲乏或运动耐力明显降低及心率增加 15～20 次/分,可能是左心功能降低的早期征兆。继续发展可出现劳力性呼吸困难、夜间阵发性呼吸困难、睡觉需用枕头抬高头部等,检查可发现左心室增大,闻及舒张早期或中期奔马律,肺动脉第二心音亢进,两肺尤其肺底部有细湿啰音,还可有干啰音和哮鸣音,提示已有左心功能障碍。

(四)急性肺水肿

起病急骤,病情可迅速发展至危重状态。突发的严重呼吸困难、端坐呼吸、喘息不止、烦躁不安并有恐惧感,呼吸频率可达 30～50 次/分;频繁咳嗽并咳出大量粉红色泡沫样血痰;听诊心率快,心尖部常可闻及奔马律;双肺满布湿啰音和哮鸣音。

(五)心源性休克

(1)持续低血压,收缩压降至 12.0 kPa(90 mmHg)以下,或原有高血压的患者收缩压降幅≥8.0 kPa(60 mmHg),且持续 30 分钟以上。

(2)组织低灌注状态,可有:①皮肤湿冷、苍白和发绀,出现紫色条纹;②心动过速>110 次/分;③尿量显著减少(<20 mL/h),甚至无尿;④意识障碍,常有烦躁不安、激动焦虑、恐惧和濒死感;收缩压低于 9.3 kPa(70 mmHg),可出现抑制症状,如神志恍惚、表情淡漠、反应迟钝,逐渐发展至意识模糊甚至昏迷。

(3)血流动力学障碍:肺动脉楔压(PAWP)≥2.4 kPa(18 mmHg),心排血指数≤36.7 mL/(s·m²)[≤2.2 L/(min·m²)]。

(4)低氧血症和代谢性酸中毒。

二、急性左心衰竭严重程度分级

主要分级有 Killip(表 3-1)、Forrester(表 3-2)和临床程度分级(表 3-3)3 种。Killip 分级主要用于急性心肌梗死患者,分级依据临床表现和胸部 X 线的结果。

表 3-1　急性心肌梗死的 Killip 分级

分级	症状与体征
Ⅰ	无心力衰竭
Ⅱ	有心力衰竭,两肺中下部有湿啰音,占肺野下 1/2,可闻及奔马律。X 线胸片有肺淤血
Ⅲ	严重心力衰竭,有肺水肿,细湿啰音遍布两肺(超过肺野下 1/2)
Ⅳ	心源性休克、低血压[收缩压<12.0 kPa(90 mmHg)]、发绀、出汗、少尿

注:1 mmHg=0.133 kPa。

表 3-2　急性左心衰竭的 Forrester 分级

分级	PAWP(mmHg)	心排血指数[mL/(s·m²)]	组织灌注状态
Ⅰ	≤18	>36.7	无肺淤血,无组织灌注不良
Ⅱ	>18	>36.7	有肺淤血
Ⅲ	<18	≤36.7	无肺淤血,有组织灌注不良
Ⅳ	>18	≤36.7	有肺淤血,有组织灌注不良

注:PAWP,肺动脉楔压;心排血指数,其法定单位[mL/(s·m²)]与旧制单位[L/(min·m²)]的换算因数为 16.67。1 mmHg=0.133 kPa。

Forrester 分级依据临床表现和血流动力学指标,可用于急性心肌梗死后急性心力衰竭,更适用于首次发作的急性心力衰竭。临床程度的分类法适用于心肌病患者,它主要依据临床发现,更适用于慢性失代偿性心力衰竭。

表 3-3　急性左心衰竭的临床程度分级

分级	皮肤	肺部啰音
Ⅰ	干、暖	无
Ⅱ	湿、暖	有
Ⅲ	干、冷	无/有
Ⅳ	湿、冷	有

三、急性左心衰竭的诊断

急性左心衰竭的诊断主要依据症状和临床表现,同时辅以相应的实验室检查,例如心电图、胸片、生化标志物、多普勒超声心动图等,诊断的流程见图 3-1。

急性心力衰竭患者,需要系统地评估外周循环、静脉充盈、肢端体温。

心力衰竭失代偿时,右心室充盈压通常可通过中心静脉压评估。急性心力衰竭时中心静脉压升高应谨慎分析,因为在静脉顺应性下降合并右心室顺应性下降时,即便右心室充盈压很低也会出现中心静脉压的升高。

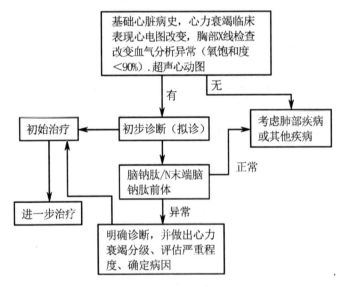

图 3-1　急性左心衰竭的诊断流程

左心室充盈压可通过肺部听诊评估,肺部存在湿啰音常提示左心室充盈压升高。进一步的确诊、严重程度的分级及随后可出现的肺淤血、胸腔积液应进行胸片检查。左心室充盈压的临床评估常被迅速变化的临床征象所误导。应进行心脏的触诊和听诊,了解有无室性和房性奔马律。

四、实验室检查及辅助检查

(一)心电图检查

急性心力衰竭时心电图多有异常改变。心电图可以辨别节律,可以帮助确定急性心力衰竭的病因及了解心室的负荷情况。这在急性冠脉综合征中尤为重要。心电图还可了解左、右心室/左、右心房的劳损情况、有无心包炎及既往存在的病变如左、右心室的肥大。心律失常时应分析 12 导联心电图,同时应进行连续的心电图监测。

(二)胸片及影像学检查

对于所有急性心力衰竭的患者,胸片和其他影像学检查宜尽早完成,以便及时评估已经存在的肺部和心脏病变(心脏的大小及形状)及肺淤血的程度。它不但可以用于明确诊断,还可用于了解随后的治疗效果。胸片还可用作左心衰竭的鉴别诊断,除外肺部炎症或感染性疾病。胸部 CT 或放射性核素扫描可用于判断肺部疾病和诊断大的肺栓塞。CT、经食管超声心动图可用于诊断主动脉夹层。

(三)实验室检查

急性心力衰竭时应进行一些实验室检查。动脉血气分析可以评估氧合情况[动脉血氧分压(PaO_2)]、通气情况[动脉血二氧化碳分压($PaCO_2$)]、酸碱平衡(pH)和碱缺失,在所有严重急性心力衰竭患者中应进行此项检查。脉搏血氧测定及潮气末二氧化碳测定等无创性检测方法可以替代动脉血气分析,但不适用于低心排血量及血管收缩性休克状态。静脉血氧饱和度(如颈静脉内)的测定对于评价全身的氧供需平衡很有价值。

脑钠肽是在心室室壁张力增加和容量负荷过重时由心室释放的,现在已用于急诊呼吸困难的患者作为排除或确立心力衰竭诊断的指标。脑钠肽对于排除心力衰竭有着很高的阴性预测价值。如果心力衰竭的诊断已经明确,升高的血浆脑钠肽和 N 末端脑钠尿肽前体可以预测预后。

(四)超声心动图检查

超声心动图对于评价基础心脏病变及与急性心力衰竭相关的心脏结构和功能改变是极其重要的,同时对急性冠脉综合征也有重要的评估价值。

多普勒超声心动图应用于评估左、右心室的局部或全心功能改变、瓣膜结构和功能、心包病变、急性心肌梗死的机械性并发症和比较少见的占位性病变。通过多普勒超声心动图测定主动脉或肺动脉的血流时速曲线可以估测心排血量。多普勒超声心动图还可估计肺动脉压力（三尖瓣反流射速），同时可监测左心室前负荷。

(五)其他检查

在涉及与冠状动脉相关的病变，如不稳定型心绞痛或心肌梗死时，血管造影是非常重要的，现已明确血运重建能够改善预后。

五、急性心力衰竭患者的监护

急性心力衰竭患者应在进入急诊室后就尽快地开始监护，同时给予相应的诊断性检查以明确基础病因。

(一)无创性监护

所有的危重患者，必须监测的项目有血压、体温、心率、呼吸、心电图。有些实验室检查应重复做，例如电解质、肌酐、血糖及有关感染和代谢障碍的指标。必须纠正低钾血症或高钾血症。如果患者情况恶化，这些指标的监测频率也应增加。

1.心电监测

在急性失代偿阶段心电图的监测是必需的（监测心律失常和 ST 段变化），尤其是心肌缺血或心律失常是导致急性心力衰竭的主要原因时。

2.血压监测

开始治疗时维持正常的血压很重要，其后也应定时测量（例如每 5 分钟测量 1 次），直到血管活性药、利尿剂、正性肌力药剂量稳定时。在并无强烈的血管收缩和不伴有极快心率时，无创性自动袖带血压测量是可靠的。

3.血氧饱和度监测

脉搏血氧计是测量动脉氧与血红蛋白结合饱和度的无创性装置。通常从联合血氧计测得的动脉血氧饱和度（SaO_2）的误差在 2% 之内，除非患者处于心源性休克状态。

4.心排血量和前负荷

可应用多普勒超声的方法监测。

(二)有创性监测

1.动脉置管

置入动脉导管的指征是因血流动力学不稳定需要连续监测动脉血压或需进

行多次动脉血气分析。

2.中心静脉置管

中心静脉置管可用于输注液体和药物,也可监测中心静脉压及静脉血氧饱和度(上腔静脉或右心房处),后者用以评估氧的运输情况。

在分析右心房舒张末压时应谨慎,避免过分注重右心房舒张末压,因为右心房舒张末压几乎与左心房舒张末压无关,因此也与急性心力衰竭时的左心室充盈压无关。中心静脉压也会受到重度三尖瓣关闭不全及呼气末正压通气的影响。

3.肺动脉导管

肺动脉导管是一种漂浮导管,用于测量上腔静脉、右心房、右心室、肺动脉压力、肺动脉楔压及心排血量。现代导管能够半连续性地测量心排血量及混合静脉血氧饱和度、右心室舒张末容积和射血分数。

虽然置入肺动脉导管用于急性左心衰竭的诊断通常不是必需的,但对于伴发有复杂心肺疾病的患者,它可以用来鉴别是心源性机制还是非心源性机制。对于二尖瓣狭窄、主动脉关闭不全、高气道压或左心室僵硬(如左心室肥厚、糖尿病、纤维化、使用正性肌力药、肥胖、缺血)的患者,肺动脉楔压并不能真实反映左心室舒张末压。

建议肺动脉导管用于对传统治疗未产生预期疗效的血流动力学不稳定的患者,及合并淤血和低灌注的患者。在这些情况下,置入肺动脉导管以保证左心室最恰当的液体负荷量,并指导血管活性药物和正性肌力药的使用。

六、急性心力衰竭的治疗

(一)临床评估

对患者均应根据上述各种检查方法及病情变化作出临床评估,包括:①基础心血管疾病;②急性心力衰竭发生的诱因;③病情的严重程度和分级,并估计预后;④治疗的效果。此种评估应多次和动态进行,以调整治疗方案。

(二)治疗目标

(1)控制基础病因和矫治引起心力衰竭的诱因:应用静脉和/或口服降压药物以控制高血压;选择有效抗生素控制感染;积极治疗各种影响血流动力学的快速性或缓慢性心律失常;应用硝酸酯类药物改善心肌缺血。糖尿病伴血糖升高者应有效控制血糖水平,又要防止出现低血糖。对血红蛋白低于 60 g/L 的严重贫血者,可输注浓缩红细胞悬液或全血。

（2）缓解各种严重症状。①低氧血症和呼吸困难：采用不同方式的吸氧，包括鼻导管吸氧、面罩吸氧及无创或气管插管的呼吸机辅助通气治疗。②胸痛和焦虑：应用吗啡。③呼吸道痉挛：应用支气管解痉药物。④淤血症状：利尿剂有助于减轻肺淤血和肺水肿，亦可缓解呼吸困难。

（3）稳定血流动力学状态，维持收缩压≥12.0 kPa（90 mmHg），纠正和防止低血压可应用各种正性肌力药物。血压过高者的降压治疗可选择血管扩张药物。

（4）纠正水、电解质紊乱和维持酸碱平衡。

（5）保护重要脏器如肺、肾、肝和大脑，防止功能损害。

（6）降低死亡危险，改善近期和远期预后。

（三）急性左心衰竭的处理流程

急性左心衰竭确诊后，即按图3-2的流程处理。初始治疗后症状未获明显改善或病情严重者应行进一步治疗。

1.急性左心衰竭的一般处理

（1）体位：静息时明显呼吸困难者应半卧位或端坐位，双腿下垂以减少回心血量，降低心脏前负荷。

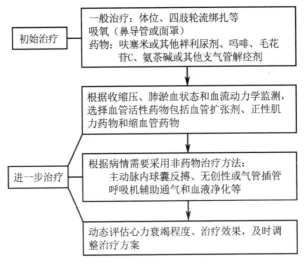

图3-2 急性左心衰竭的处理流程

（2）四肢交换加压：四肢轮流绑扎止血带或血压计袖带，通常同一时间只绑扎三肢，每隔15～20分钟轮流放松一肢。血压计袖带的充气压力应较舒张压低2.7 kPa（20 mmHg），使动脉血流仍可顺利通过，而静脉血回流受阻。此法可降低前负荷,减轻肺淤血和肺水肿。

(3)吸氧:适用于低氧血症和呼吸困难明显(尤其指端血氧饱和度<90％)的患者。应尽早采用,使患者 SaO_2 ≥95％(伴慢性阻塞性肺疾病患者 SaO_2 >90％)。可采用不同的方式:①鼻导管吸氧。低氧流量(1～2 L/min)开始,如仅为低氧血症,动脉血气分析未见二氧化碳潴留,可采用高流量给氧 6～8 L/min。酒精吸氧可使肺泡内的泡沫表面张力降低而破裂,改善肺泡的通气。方法是在氧气通过的湿化瓶中加 50％～70％乙醇或有机硅消泡剂,用于肺水肿患者。②面罩吸氧:适用于伴呼吸性碱中毒患者。必要时还可采用无创性或气管插管呼吸机辅助通气治疗。

(4)做好救治的准备工作:至少开放 2 条静脉通道,并保持通畅。必要时可采用深静脉穿刺置管,以随时满足用药的需要。血管活性药物一般应用微量泵泵入,以维持稳定的速度和正确的剂量。固定和维护好漂浮导管、深静脉置管、心电监护的电极和导联线、鼻导管或面罩、导尿管及指端无创血氧仪测定电极等。保持室内适宜的温度、湿度,灯光柔和,环境幽静。

(5)饮食:进易消化食物,避免一次大量进食,在总量控制下,可少量多餐(6～8 次/天)。应用襻利尿剂情况下不要过分限制钠盐摄入量,以避免低钠血症,导致低血压。利尿剂应用时间较长的患者要补充多种维生素和微量元素。

(6)出入量管理:肺淤血、体循环淤血及水肿明显者应严格限制饮水量和静脉输液速度,对无明显低血容量因素(大出血、严重脱水、大汗淋漓等)者的每天摄入液体量一般宜在 1 500 mL 以内,不要超过2 000 mL。保持每天水出入量负平衡约 500 mL/d,严重肺水肿者的水负平衡为 1 000～2 000 mL/d,甚至可达 3 000～5 000 mL/d,以减少水钠潴留和缓解症状。3～5 天后,如淤血、水肿明显消退,应减少水负平衡量,逐渐过渡到出入水量大体平衡。在水负平衡下应注意防止发生低血容量、低血钾和低血钠等。

2.急性心力衰竭时吗啡及其类似物的使用

吗啡一般用于严重急性心力衰竭的早期阶段,特别是患者不安和呼吸困难时。吗啡能够使静脉扩张,也能使动脉轻度扩张,并降低心率。应密切观察疗效和呼吸抑制的不良反应。伴明显和持续低血压、休克、意识障碍、慢性阻塞性肺疾病等患者禁忌使用。老年患者慎用或减量。也可应用哌替啶 50～100 mg 肌内注射。

3.急性心力衰竭治疗中血管扩张药的使用

对大多数急性心力衰竭患者,血管扩张药常作为一线用药,它可以用来开放外周循环,降低前负荷或后负荷。

(1)硝酸酯类药物:急性心力衰竭时此类药在不减少心排血量和不增加心肌氧耗情况下能减轻肺淤血,特别适用于急性冠脉综合征伴心力衰竭的患者。临床研究已证实,硝酸酯类静脉制剂与呋塞米合用治疗急性心力衰竭有效;应用大剂量硝酸酯类药物联合小剂量呋塞米的疗效优于单纯大剂量的利尿剂。静脉应用硝酸酯类药物应十分小心滴定剂量,经常测量血压,防止血压过度下降。硝酸甘油静脉滴注起始剂量为 $5\sim10~\mu g/min$,每 $5\sim10$ 分钟递增 $5\sim10~\mu g/min$,最大剂量为 $100\sim200~\mu g/min$;亦可每 $10\sim15$ 分钟喷雾 1 次($400~\mu g$),或每次舌下含服 $0.3\sim0.6~mg$。硝酸异山梨酯静脉滴注剂量为 $5\sim10~mg/h$,亦可每次舌下含服 $2.5~mg$。

(2)硝普钠:适用于严重心力衰竭。临床应用宜从小剂量 $10~\mu g/min$ 开始,可酌情逐渐增加剂量至 $50\sim250~\mu g/min$。由于其强效降压作用,应用过程中要密切监测血压,根据血压调整合适的维持剂量。长期使用时其代谢产物(硫代氰化物和氰化物)会产生毒性反应,特别是严重肝、肾衰竭的患者应避免使用。减量时,硝普钠应该缓慢减量,并加用口服血管扩张药,以避免反跳。急性心力衰竭时硝普钠的使用尚缺乏对照试验,而且在急性心肌梗死时使用,病死率增高。急性冠脉综合征所致的心力衰竭患者,因为硝普钠可引起冠脉窃血,故在此类患者中硝酸酯类的使用优于硝普钠。

(3)奈西立肽:这是一类新的血管扩张药,近期被用以治疗急性心力衰竭。它是脑钠肽的重组体,是一种内源性激素物质。它能够扩张静脉、动脉、冠状动脉,由此降低前负荷和后负荷,在无直接正性肌力的情况下增加心排血量。慢性心力衰竭患者输注奈西立肽对血流动力学产生有益的作用,可以增加钠排泄,抑制肾素-血管紧张素-醛固酮和交感神经系统。它和静脉使用硝酸甘油相比,能更有效地促进血流动力学改善,并且不良反应更少。该药临床试验的结果尚不一致。近期的两项研究表明,该药的应用可以带来临床和血流动力学的改善,推荐应用于急性失代偿性心力衰竭。国内一项Ⅱ期临床研究提示,该药较硝酸甘油静脉制剂能够更显著降低 PAWP,缓解患者的呼吸困难。应用方法:先给予负荷剂量 $1.500~\mu g/kg$,静脉缓慢推注,继以 $0.007\,5\sim0.015~\mu g/(kg \cdot min)$ 静脉滴注;也可不用负荷剂量而直接静脉滴注。疗程一般 3 天,不建议超过 7 天。

(4)乌拉地尔:该药具有外周和中枢双重扩血管作用,可有效降低血管阻力,降低后负荷,增加心排血量,但不影响心率,从而减少心肌耗氧量。适用于高血压心脏病、缺血性心肌病(包括急性心肌梗死)和扩张型心肌病引起的急性左心衰竭；可用于心排血量降低、PAWP＞2.4 kPa(18 mmHg)的患者。通常静脉滴注 100～400 μg/min，可逐渐增加剂量，并根据血压和临床状况予以调整。伴严重高血压者可缓慢静脉注射12.5～25.0 mg。

应用血管扩张药的注意事项：下列情况下禁用血管扩张药物。①收缩压＜12.0 kPa(90 mmHg)，或持续低血压并伴症状尤其有肾功能不全的患者，以避免重要脏器灌注减少；②严重阻塞性心瓣膜疾病患者，例如主动脉瓣狭窄、二尖瓣狭窄患者，有可能出现显著的低血压，应慎用；③梗阻性肥厚型心肌病。

4.急性心力衰竭时血管紧张素转化酶抑制剂的使用

血管紧张素转化酶抑制剂在急性心力衰竭中的应用仍存在诸多争议。急性心力衰竭的急性期、病情尚未稳定的患者不宜应用。急性心肌梗死后的急性心力衰竭可以试用，但须避免静脉应用，口服起始剂量宜小。在急性期病情稳定48 小时后逐渐加量，疗程至少 6 周，不能耐受血管紧张素转化酶抑制剂者可以应用血管紧张素Ⅱ受体阻滞剂。

在心排血量处于边缘状况时，血管紧张素转化酶抑制剂应谨慎使用，因为它可以明显降低肾小球滤过率。当联合使用非甾体抗炎药及出现双侧肾动脉狭窄时，不能耐受血管紧张素转化酶抑制剂的风险增加。

5.利尿剂的应用

(1)适应证：急性心力衰竭和失代偿心力衰竭的急性发作，伴有液体潴留的情况是应用利尿剂的指征。利尿剂缓解症状的益处及其在临床上被广泛认可，无须再进行大规模的随机临床试验来评估。

(2)作用效应：静脉使用襻利尿剂也有扩张血管效应，在使用早期(5～30分钟)降低肺阻抗的同时也降低右心房舒张末压和肺动脉楔压。如果快速静脉注射大剂量(＞1 mg/kg)时，就有反射性血管收缩的可能。它与慢性心力衰竭时使用利尿剂不同，在严重失代偿性心力衰竭使用利尿剂能使容量负荷恢复正常，可以在短期内减少神经内分泌系统的激活。特别是在急性冠脉综合征的患者，应使用低剂量的利尿剂，最好已给予扩血管治疗。

(3)实际应用：静脉使用襻利尿剂(呋塞米、托拉塞米)，它有强效快速的利尿效果，急性心力衰竭患者应优先考虑使用。在入院以前就可安全使用，应根据利尿效果和淤血症状的缓解情况来选择剂量。开始使用负荷剂量，然后继续静脉滴注呋塞米或托拉塞米，静脉滴注比一次性静脉注射更有效。噻嗪类和螺内酯可以联合襻利尿剂使用，低剂量联合使用比高剂量使用一种药更有效，而且继发反应也更少。将襻利尿剂和多巴酚丁胺、多巴胺或硝酸盐联合使用也是一种治疗方法,它比仅仅增加利尿剂更有效,不良反应也更少。

(4)不良反应、药物的相互作用:虽然利尿剂可安全地用于大多数患者,但它的不良反应也很常见,甚至可威胁生命。主要包括:神经内分泌系统的激活,特别是肾素-血管紧张素-醛固酮系统和交感神经系统的激活;低血钾、低血镁和低氯性碱中毒可能导致严重的心律失常;可以产生肾毒性及加剧肾衰竭。过度利尿可过分降低静脉压、肺动脉楔压及舒张期灌注,由此导致每搏输出量和心排血量下降,特别见于严重心力衰竭和以舒张功能不全为主的心力衰竭或缺血所致的右心室功能障碍。

6.β 受体阻滞剂

(1)适应证和基本原理:目前尚无应用 β 受体阻滞剂治疗急性心力衰竭以改善症状的研究。相反,在急性心力衰竭时是禁止使用 β 受体阻滞剂的。急性心肌梗死后早期肺部啰音超过基底部的患者及低血压患者均被排除在应用 β 受体阻滞剂的临床试验之外。急性心肌梗死患者没有明显心力衰竭或低血压,使用β 受体阻滞剂能限制心肌梗死范围,减少致命性心律失常,并缓解疼痛。

当患者出现缺血性胸痛,对阿片制剂无效,反复发生缺血、高血压、心动过速或心律失常时,可考虑静脉使用 β 受体阻滞剂。在美托洛尔研究中,急性心肌梗死后早期静脉使用美托洛尔或安慰剂,接着口服治疗 3 个月。使用美托洛尔治疗后发展为心力衰竭的患者明显减少。如果患者有肺底部啰音的肺淤血征象,联合使用呋塞米,美托洛尔治疗可产生更好的疗效,降低病死率和并发症。

(2)实际应用:当患者伴有明显急性心力衰竭,肺部啰音超过基底部时,应慎用 β 受体阻滞剂。对出现进行性心肌缺血和心动过速的患者,可以考虑静脉使用美托洛尔。

但是,对急性心肌梗死伴发急性心力衰竭的患者,病情稳定后,应早期使用β 受体阻滞剂。对于慢性心力衰竭患者,在急性发作稳定后(通常 4 天后),应早期使用 β 受体阻滞剂。

在大规模临床试验中,比索洛尔、卡维地洛或美托洛尔的初始剂量很小,然后逐渐缓慢增加到目标剂量。应个体化增加剂量。β 受体阻滞剂可能过度降低血压,减慢心率。一般原则:服用 β 受体阻滞剂的患者由于心力衰竭加重而住院,除非必须用正性肌力药物维持,否则应继续服用 β 受体阻滞剂。但如果怀疑为 β 受体阻滞剂剂量过大(如有心动过缓和低血压)时,可减量继续用药。

7.正性肌力药

此类药物适用于低心排血量综合征,如伴症状性低血压或心排血量降低伴有循环淤血的患者,可缓解组织低灌注所致的症状,保证重要脏器的血液供应。血压较低和对血管扩张药物及利尿剂不耐受或反应不佳的患者尤其有效。使用正性肌力药有潜在的危害性,因为它能增加耗氧量、增加钙负荷,所以应谨慎使用。

对于失代偿的慢性心力衰竭患者,其症状、临床过程和预后很大程度上取决于血流动力学。所以,改善血流动力学成为治疗的目的。在这种情况下,正性肌力药可能有效,甚至挽救生命。但它改善血流动力学的益处,部分被它增加心律失常的危险抵消了。而且部分患者,由于过度增加能量消耗引起心肌缺血和心力衰竭的慢性进展。但正性肌力药的利弊比率,不同的药并不相同。对于那些兴奋 β_1 受体的药物,可以增加心肌细胞胞内钙的浓度,可能有更高的危险性。有关正性肌力药用于急性心力衰竭治疗的对照试验研究较少,特别对预后的远期效应的评估更少。

(1)洋地黄类药物:此类药物能轻度增加心排血量和降低左心室充盈压;对急性左心衰竭患者的治疗有一定帮助。一般应用毛花苷 C 0.2~0.4 mg 缓慢静脉注射,2~4 小时后可以再用 0.2 mg,伴快速心室率的心房颤动患者可酌情适当增加剂量。

(2)多巴胺:小剂量<2 $\mu g/(kg \cdot min)$ 的多巴胺仅作用于外周多巴胺受体,直接或间接降低外周阻力。在此剂量下,对于肾脏低灌注和肾衰竭的患者,它能增加肾血流量、肾小球滤过率、利尿和增加钠的排泄,并增强对利尿剂的反应。大剂量>2 $\mu g/(kg \cdot min)$ 的多巴胺直接或间接刺激 β 受体,增加心肌的收缩力和心排血量。当剂量>5 $\mu g/(kg \cdot min)$ 时,它作用于 α 受体,增加外周血管阻力。此时,虽然它对低血压患者很有效,但它对急性心力衰竭患者可能有害,因为它增加左心室后负荷,增加肺动脉压和肺阻力。

多巴胺可以作为正性肌力药[>2 $\mu g/(kg \cdot min)$]用于急性心力衰竭伴有低血压的患者。当静脉滴注低剂量≤3 $\mu g/(kg \cdot min)$ 时,它可以使失代偿性心力衰竭伴有低血压和尿量减少的患者增加肾血流量,增加尿量。但如果无反应,则应停止使用。

(3)多巴酚丁胺:多巴酚丁胺的主要作用在于通过刺激 β_1 受体和 β_2 受体产生剂量依赖性的正性变力作用,并反射性地降低交感张力和血管阻力,其最终结果依个体而不同。小剂量时,多巴酚丁胺能产生轻度的血管扩张反应,通过降低后负荷而增加射血量。大剂量时,它可以引起血管收缩。心率通常呈剂量依赖性增加,但增加的程度弱于其他儿茶酚胺类药物。但心房颤动的患者,因为它可以加速房室传导,心率可能增加到难以预料的水平。全身收缩压通常轻度增加,但也可能不变或降低。心力衰竭患者静脉滴注多巴酚丁胺后,观察到尿量增多,这可能是它提高心排血量而增加肾血流量的结果。

多巴酚丁胺用于外周低灌注(低血压,肾功能下降)伴或不伴有淤血或肺水肿。使用最佳剂量的利尿剂和扩血管剂无效时,多巴酚丁胺常用来增加心排血量。它的起始静脉滴注速度为 $2\sim3\ \mu g/(kg\cdot min)$,可以逐渐增加到 $20\ \mu g/(kg\cdot min)$。无须负荷量。静脉滴注速度根据症状、尿量反应或血流动力学监测结果来调整。它的血流动力学作用和剂量成正比,在静脉滴注停止后,它的清除也很快。

在接受 β 受体阻滞剂治疗的患者,需要增加多巴酚丁胺的剂量,才能恢复它的正性肌力作用。

单从血流动力学看,多巴酚丁胺的正性肌力作用增加了磷酸二酯酶抑制剂作用。磷酸二酯酶抑制剂和多巴酚丁胺的联合使用能产生比单一用药更强的正性肌力作用。

长时间地持续静脉滴注多巴酚丁胺(24 小时以上)会出现耐药,部分血流动力学效应消失。长时间应用应逐渐减量。

静脉滴注多巴酚丁胺常伴有心律失常发生率的增加,可来源于心室和心房。这种影响呈剂量依赖性,可能比使用磷酸二酯酶抑制剂时更明显。在使用利尿剂时应及时补钾。心动过速时使用多巴酚丁胺要慎重,多巴酚丁胺静脉滴注可以促发冠心病患者的胸痛。现在还没有关于急性心力衰竭患者使用多巴酚丁胺的对照试验,一些试验显示它可增加不利的心血管事件。

(4)磷酸二酯酶抑制剂:米力农和依诺昔酮是两种临床上使用的Ⅲ型磷酸二酯酶抑制剂。在急性心力衰竭时,它们能产生明显的正性肌力、松弛性及外周扩血管效应,由此增加心排血量和每搏输出量,同时伴随有肺动脉压、肺动脉楔压的下降,全身和肺血管阻力下降。它在血流动力学方面,介于纯粹的扩血管剂(如硝普钠)和正性肌力药(如多巴酚丁胺)之间。因为它们的作用部位远离 β 受体,所以在使用 β 受体阻滞剂的同时,磷酸二酯酶抑制剂仍能够保留其效应。

Ⅲ型磷酸二酯酶抑制剂用于低灌注伴或不伴有淤血,使用最佳剂量的利尿剂和扩血管剂无效时应使用此类药物。

当患者在使用 β 受体阻滞剂时,和/或对多巴酚丁胺没有足够的反应时,Ⅲ型磷酸二酯酶抑制剂可能优于多巴酚丁胺。

由于其过度的外周扩血管效应可引起低血压,静脉推注较静脉滴注时更常见。有关磷酸二酯酶抑制剂治疗对急性心力衰竭患者的远期疗效目前数据尚不充分,但人们已提高了对其安全性的重视,特别是对缺血性心脏病心力衰竭患者。

(5)左西孟旦:这是一种钙增敏剂,通过结合于心肌细胞上的肌钙蛋白 C 促进心肌收缩,还通过介导 ATP 敏感的钾离子通道而发挥血管舒张作用和轻度抑制磷酸二酯酶的效应。其正性肌力作用独立于 β 肾上腺素能刺激,可用于正接受 β 受体阻滞剂治疗的患者。左西孟旦的乙酰化代谢产物,仍然具有药理活性,半衰期约 80 小时,停药后作用可持续 48 小时。

临床研究表明,急性心力衰竭患者应用本药静脉滴注可明显增加心排血量和每搏输出量,降低 PAWP、全身血管阻力和肺血管阻力;冠心病患者不会增加病死率。用法:首剂 12～24 $\mu g/kg$ 静脉注射(＞10 分钟),继以 0.1 $\mu g/(kg \cdot min)$ 静脉滴注,可酌情减半或加倍。对于收缩压＜13.3 kPa(100 mmHg)的患者,不需要负荷剂量,可直接用维持剂量,以防止发生低血压。

在比较左西孟旦和多巴酚丁胺的随机对照试验中,已显示左西孟旦能改善呼吸困难和疲劳等症状,并产生很好的结果。不同于多巴酚丁胺的是,当联合使用 β 受体阻滞剂时,左西孟旦的血流动力学效应不会减弱,甚至会更强。

在大剂量使用左西孟旦静脉滴注时,可能会出现心动过速、低血压,对收缩压低于 11.3 kPa(85 mmHg)的患者不推荐使用。在与其他安慰剂或多巴酚丁胺比较的对照试验中显示,左西孟旦并没有增加恶性心律失常的发生率。

8.IABP

临床研究表明,这是一种有效改善心肌灌注同时又降低心肌耗氧量和增加心排血量的治疗手段。

IABP 的适应证:①急性心肌梗死或严重心肌缺血并发心源性休克,且不能由药物治疗纠正;②伴血流动力学障碍的严重冠心病(如急性心肌梗死伴机械并发症);③心肌缺血伴顽固性肺水肿。

IABP 的禁忌证:①存在严重的外周血管疾病;②主动脉瘤;③主动脉瓣关闭不全;④活动性出血或其他抗凝禁忌证;⑤严重血小板缺乏。

9.机械通气

急性心力衰竭者行机械通气的指征:①出现心跳呼吸骤停而进行心肺复苏时;②合并Ⅰ型或Ⅱ型呼吸衰竭。机械通气的方式有下列两种。

(1)无创呼吸机辅助通气:这是一种无须气管插管、经口/鼻面罩给患者供氧、由患者自主呼吸触发的机械通气治疗。分为持续气道正压通气和双相间歇气道正压通气两种模式。

作用机制:通过气道正压通气可改善患者的通气状况,减轻肺水肿,纠正缺氧和二氧化碳潴留,从而缓解Ⅰ型或Ⅱ型呼吸衰竭。

适用对象:Ⅰ型或Ⅱ型呼吸衰竭患者经常规吸氧和药物治疗仍不能纠正时应及早应用。主要用于呼吸频率≤25次/分、能配合呼吸机通气的早期呼吸衰竭患者。在下列情况下应用受限:不能耐受和合作的患者,有严重认知障碍和焦虑的患者,呼吸急促(频率>25次/分)、呼吸微弱和呼吸道分泌物多的患者。

(2)气道插管和人工机械通气:应用指征为心肺复苏时、严重呼吸衰竭经常规治疗不能改善者,尤其是出现明显的呼吸性和代谢性酸中毒并影响到意识状态的患者。

10.血液净化治疗

(1)机制:此法不仅可维持水、电解质和酸碱平衡,稳定内环境,还可清除尿毒症毒素(肌酐、尿素、尿酸等)、细胞因子、炎症介质及心脏抑制因子等。治疗中的物质交换可通过血液滤过(超滤)、血液透析、连续血液净化和血液灌流等来完成。

(2)适应证:本法对急性心力衰竭有益,但并非常规应用的手段。出现下列情况之一时可以考虑采用:①高容量负荷如肺水肿或严重的外周组织水肿,且对襻利尿剂和噻嗪类利尿剂抵抗;②低钠血症(血钠<110 mmol/L)且有相应的临床症状,如神志障碍、肌张力减退、腱反射减弱或消失、呕吐及肺水肿等,上述两种情况应用单纯血液滤过即可;③肾功能进行性减退,血肌酐>500 μmol/L或符合急性血液透析指征的其他情况。

(3)不良反应和处理:建立体外循环的血液净化均存在与体外循环相关的不良反应,如生物不相容、出血、凝血、血管通路相关并发症、感染、机器相关并发症等。应避免出现新的内环境紊乱,连续血液净化治疗时应注意热量及蛋白的丢失。

11.心室机械辅助装置

急性心力衰竭经常规药物治疗无明显改善时,有条件的可应用此种技术。此类装置有体外膜式氧合、心室辅助泵(如可置入式电动左心辅助泵、全人工心脏)。根据急性心力衰竭的不同类型,可选择应用心室辅助装置。在积极纠治基础心脏病的前提下,短期辅助心脏功能,可作为心脏移植或心肺移植的过渡。体外膜式氧合可以部分或全部代替心肺功能。临床研究表明,短期循环呼吸支持(如应用体外膜式氧合)可以明显改善预后。

第四节　急性右心衰竭

急性右心衰竭是由于某些原因使患者的心脏在短时间内发生急性功能障碍,同时其代偿功能不能满足实际需要而导致的以急性右心排血量减低和体循环淤血为主要表现的临床综合征。该病很少单独出现,多见于急性大面积肺栓塞、急性右心室心肌梗死等,或继发于急性左心衰竭及慢性右心衰竭者由于各种诱因病情加重所致。因临床较为多见,若处理不及时也可威胁生命,故需引起临床医师特别是心血管病专科医师的足够重视。

一、病因

(一)急性肺栓塞

在急性右心衰竭的病因中,急性肺栓塞占有十分重要的地位。患者由于下肢静脉曲张、长时间卧床、机体高凝状态及手术、创伤、肿瘤甚至矛盾性栓塞等原因,使右心或周围静脉系统内栓子(矛盾性栓塞除外)脱落,回心后突然阻塞主肺动脉或左右肺动脉主干,造成肺循环阻力急剧升高,心排血量显著降低,引起右心室迅速扩张,一般认为栓塞造成肺血流减少>50%时临床上即可发生急性右心衰竭。

(二)急性右心室心肌梗死

在急性心肌梗死累及右心室时,可造成右心排血量下降,右心室充盈压升高,容量负荷增大。上述变化发生迅速,右心室尚无代偿能力,易出现急性右心衰竭。

(三)特发性肺动脉高压

特发性肺动脉高压的基本病变是致丛性肺动脉病,即由动脉中层肥厚、细胞性内膜增生、向心性板层性内膜纤维化、扩张性病变、类纤维素坏死和丛样病变形成等构成的疾病,迄今其病因不明。该病存在广泛的肺肌型动脉和细动脉管腔狭窄和阻塞,导致肺循环阻力明显增加,可超过正常的 $12\sim18$ 倍。由于右心室后负荷增加,右心室肥厚和扩张,当心室代偿功能低下时,右心室舒张末期压和右心房舒张末压明显升高,心排血量逐渐下降,病情加重时即可出现急性右心衰竭。

(四)慢性肺源性心脏病急性加重

慢性阻塞性肺疾病由于低氧性肺血管收缩、继发性红细胞增多、肺血管慢性炎症重构及血管床的破坏等原因可造成肺动脉高压,加重右心室后负荷,造成右心室肥大及扩张,形成肺源性心脏病。当存在感染、右心室容量负荷过重等诱因时,即可出现急性右心衰竭。

(五)瓣膜性心脏病

肺动脉瓣狭窄等造成右心室流出道受阻的疾病可增加右心室收缩阻力;三尖瓣大量反流增加右心室前负荷并造成体循环淤血;二尖瓣或主动脉病变使肺静脉压增高,间接增加肺血管阻力,加重右心后负荷。上述原因均可导致右心衰竭,严重时出现急性右心衰竭。

(六)继发于左心系统疾病

如冠心病急性心肌梗死、扩张型心肌病、急性心肌炎等这些疾病由于左心室收缩功能障碍,造成不同程度的肺淤血,使肺静脉压升高,晚期可引起不同程度的肺动脉高压,形成急性右心衰竭。

(七)心脏移植术后急性右心衰竭

急性右心衰竭是当前困扰心脏移植手术的一大难题。据报道,移植术前肺动脉高压是移植的高危因素,因此术前需常规经 Swan-Ganz 导管测定血流动力学参数。肺血管阻力 >4 wu (32×10^3 Pa·s/L),肺血管阻力指数 >6 wu/m² ([48×10^3 Pa·s/(L·m²)]),肺动脉峰压值 >8.0 kPa(60 mmHg) (1 mmHg$=0.1333$ kPa)或跨肺压力差 >2.0 kPa(15 mmHg)均是肯定的高危人群,而有不可逆肺血管阻力升高者其术后死亡率较可逆者高 4 倍。术前正常的肺血管阻力并不绝对预示术后不发生右心衰竭。因为离体心脏的损伤,体外循环对心肌、肺血管的影响等,也可引起植入心脏不适应,引起绝对或相对的肺动脉高压、肺血管高阻力而发生右心衰竭。右心衰竭所致心腔扩大、心肌缺血、肺循环血量减少及向左偏移的室间隔等又能干扰左心回血,从而诱发全心衰竭。

二、病理生理

正常肺循环包括右心室、肺动脉、毛细血管及肺静脉,其主要功能是进行气体交换,血流动力学有以下 4 个特点:第一,压力低,肺动脉压力为正常主动脉压力的 1/10~1/7;第二,阻力小,正常人肺血管阻力为体循环阻力的 1/10~1/5;第三,流速快,肺脏接受心脏搏出的全部血液,但其流程远较体循环短,故流速快;第四,容量大,肺血管床面积大,可容纳 900 mL 血液,约占全血量的 9%。由于肺血管有适应其生理需要的不同于体循环的自身特点,所以其血管的组织结构功能也与体循环血管不同。此外,右心室室壁较薄,心腔较小,心室顺应性良好,其解剖结构特点有利于右心室射血;适应高容量及低压力的肺循环系统,却不耐受高压力。同时右心室与左心室拥有共同的室间隔和心包,其过度扩张会改变室间隔的位置及心腔构形,影响左心室的容积和压力,从而使左心室回心血量及射血能力发生变化,因此左、右心室在功能上是相互依赖的。

当各种原因造成体循环重度淤血,右心室前/后负荷迅速增加,或原有的异常负荷在某种诱因下突然加重,以及右心室急性缺血功能障碍时,均可出现急性右心衰竭。临床常见如前负荷增加的急性水钠潴留、三尖瓣大量反流,后负荷增加的急性肺栓塞、慢性肺动脉高压急性加重,急性左心衰竭致肺循环阻力明显升高,以及右心功能受损的急性右心室心肌梗死等。急性右心衰竭发生时肺动脉楔压和左心房舒张末压可正常或升高,多数出现右心室肥厚和扩张,当超出心室代偿功能时(右心室心肌梗死则为右心室本身功能下降),右心室舒张末期压和右心房舒张末压明显升高,表现为体循环淤血的体征,扩大的右心室还可压迫左心室造成心排血量逐渐下降,重症患者常低于正常的 50% 以下,同时体循环血压下降,收缩压常降至 12.0～13.3 kPa(90～100 mmHg)或更低,脉压变窄,组织灌注不良,甚至会出现周围性发绀。对于心脏移植的患者,术前均存在严重的心力衰竭,肺动脉压力可有一定程度的升高,受体心脏(尤其是右心室)已对其产生了部分代偿能力,而供体是一个完全正常的心脏,当开始工作时右心室对增加的后负荷无任何适应性,加之离体心脏的损伤,体外循环对心肌、肺血管的影响等,也可引起植入心脏不适应而出现绝对或相对的肺动脉高压、肺血管高阻力而发生右心衰竭。

三、临床表现

(一)症状

1.胸闷气短,活动耐量下降

可由于肺通气/血流比例失调、低氧血症造成,多见于急性肺栓塞、肺源性心脏病等。

2.上腹部胀痛

上腹部胀痛是右心衰竭较早的症状。常伴有食欲缺乏、恶心、呕吐,此多由于肝、脾及胃肠道淤血所引起,腹痛严重时可被误诊为急腹症。

3.周围性水肿

右心衰竭早期,由于体内先有水钠潴留,故在水肿出现前先有体重的增加,随后可出现双下肢、会阴及腰骶部等下垂部位的凹陷性水肿,重症者可波及全身。

4.胸腔积液

急性右心衰竭时,由于静脉压的急剧升高,常出现胸腔积液及腹水,一般为漏出液。胸腔积液可同时见于左、右两侧胸腔,但以右侧较多,其原因不甚明了。由于壁层胸膜静脉回流至腔静脉,脏层胸膜静脉回流至肺静脉,因而胸腔积液多见于全心衰竭者。腹水大多发生于晚期,由心源性肝硬化所致。

5.发绀

右心衰竭者可有不同程度的发绀,最早见于指端、口唇和耳郭,较左心衰竭者明显。其原因除血液中血红蛋白在肺部氧合不全外,常因血流缓慢,组织从毛细血管中摄取较多的氧而使血液中还原血红蛋白增加(周围型发绀)。严重贫血者发绀可不明显。

6.神经系统症状

可有神经过敏、失眠、嗜睡等症状,重者可发生精神错乱。此可能由于脑出血、缺氧或电解质紊乱等原因引起。

7.不同原发病各自的症状

如急性肺栓塞可有呼吸困难、胸痛、咯血、血压下降;右心室心肌梗死可有胸痛;慢性肺源性心脏病可有咳嗽、咳痰、发热;瓣膜病可有活动耐力下降等。

(二)体征

1.皮肤及巩膜黄染

长期慢性肝淤血缺氧,可引起肝细胞变性、坏死、最终发展为心源性肝硬化,肝功能呈现不正常,胆红素异常升高并出现黄疸。

2.颈静脉曲张

颈静脉曲张是右心衰竭的一个较明显征象。其出现常较皮下水肿或肝大早,同时可见舌下、手臂等浅表静脉异常充盈,压迫充血肿大的肝脏时,颈静脉曲张更加明显,此称肝-颈静脉回流征阳性。

3.心脏体征

主要为原有心脏病表现,由于右心衰竭常继发于左心衰竭,因而左、右心均可扩大。右心室扩大引起三尖瓣关闭不全时,三尖瓣听诊可听到吹风性收缩期杂音,剑突下可有收缩期抬举性搏动。肺动脉压升高时可出现肺动脉瓣区第二心音增强及分裂,有响亮收缩期喷射性杂音伴震颤,可有舒张期杂音,心前区可有奔马律,可有阵发性心动过速、心房扑动或心房颤动等心律失常。由左心衰竭引起的肺淤血症状和肺动脉瓣区第二心音亢进,可因右心衰竭的出现而减轻。

4.胸腔积液、腹水

可有单侧或双侧下肺呼吸音减低,叩诊呈浊音;腹水征可为阳性。

5.肝脾大

肝脏肿大、质硬并有压痛。若有三尖瓣关闭不全并存,触诊肝脏可感到有扩张性搏动。

6.外周水肿

由于体内水钠潴留,可于下垂部位如双下肢、会阴及腰骶部等出现凹陷性水肿。

7.发绀

慢性右心衰竭急性加重时,常因基础病的不同存在发绀,甚至可有杵状指。

四、实验室检查

(一)血常规

血常规缺乏特异性。长期缺氧者可有红细胞、血红蛋白的升高,白细胞计数可正常或增高。

(二)血生化

血清谷丙转氨酶及胆红素常升高,乳酸脱氢酶、肌酸激酶亦可增高,常伴有低蛋白血症、电解质紊乱等。

(三)凝血指标

血液多处于高凝状态,国际标准化比值可正常或缩短,急性肺栓塞时 D-二聚体明显升高。

(四)血气分析

动脉血氧分压、氧饱和度多降低,二氧化碳分压在急性肺栓塞时降低,在肺源性心脏病、先天性心脏病时可升高。

五、辅助检查

(一)心电图检查

心电图检查多显示右心房、右心室的增大或肥厚。此外还可见肺型 P 波、电轴右偏、右束支传导阻滞和Ⅱ、Ⅲ、aVF及右胸前导联ST-T改变。急性肺栓塞时心电图变化由急性右心室扩张所致,常显示电轴显著右偏,极度顺钟向转位。Ⅰ导联S波深、ST段呈J点压低,Ⅲ导联Q波显著和T波倒置,呈$S_IQ_{Ⅲ}T_{Ⅲ}$波形。aVF和Ⅲ导联相似,aVR导联R波常增高,右胸导联R波增高、T波倒置。可出现房性或室性心律失常。急性右心室心肌梗死时右胸导联可有ST段抬高。

(二)胸部X线检查

急性右心衰竭X线表现的特异性不强,可具有各自基础病的特征。肺动脉高压时可有肺动脉段突出(>3 mm),右下肺动脉横径增宽(>15 mm),肺门动脉扩张与外围纹理纤细形成鲜明的对比或呈"残根状";右心房、右心室扩大,心胸比率增加,右心回流障碍致奇静脉和上腔静脉扩张。肺栓塞在起病12~36小时后肺部可出现肺下叶卵圆形或三角形浸润阴影,底部常与胸膜相连;也可有肋膈角模糊或胸腔积液阴影;膈肌提升及呼吸幅度减弱。

(三)超声心动图检查

急性右心衰竭时,超声心动图检查可发现右心室收缩期和舒张期超负荷,表现为右心室壁增厚及运动异常,右心排血量减少,右心室增大(右心室舒张末面积/左心室舒张末面积比值>0.6),室间隔运动障碍,三尖瓣反流和肺动脉高压。常见的肺动脉高压征象有右心室肥厚和扩大,中心肺动脉扩张,肺动脉壁顺应性随压力的增加而下降,三尖瓣和肺动脉瓣反流。右心室心肌梗死除右心室腔增大外,常出现左心室后壁或下壁运动异常。心脏瓣膜病或扩张型心肌病引起慢性左心室扩张时,不能通过测定心室舒张面积比率评价右心室扩张程度。某些基础心脏病,如先心病、瓣膜病等心脏结构的异常,也可经超声心动图明确诊断。

(四)其他检查

肺部放射性核素通气/灌注扫描显示不匹配及肺血管增强CT对肺栓塞的诊断有指导意义。CT检查亦可帮助鉴别心肌炎、心肌病、慢性阻塞性肺疾病等疾病,是临床常用的检查方法。做选择性肺动脉造影可准确地了解栓塞所在部位和范围,但此检查属于有创检查,存在一定的危险,只宜在有条件的医院及考虑手术治疗的患者中做术前检查。

六、鉴别诊断

急性右心衰竭是一组较为常见的临床综合征,包括腹胀、肝脾大、胸腔积液、腹水、下肢水肿等。由于病因的不同,其主要表现存在一定的差异。除急性右心衰竭表现外,如突然发病、呼吸困难、窒息、心悸、发绀、剧烈胸痛、晕厥和休克,尤其是发生于长期卧床或手术后的患者,应考虑大块肺动脉栓塞引起急性肺源性心脏病的可能;如胸骨后呈压窄性或窒息性疼痛并放射至左肩、左臂,一般无咯血,心电图有右心导联 ST-T 特征性改变,伴心肌酶学或特异性标志物的升高,应考虑急性右心室心肌梗死;如既往有慢性支气管炎、肺气肿病史,此次为各种诱因病情加重,应考虑慢性肺源性心脏病急性发作;如结合体格检查及超声心动图资料,发现有先天性心脏病或瓣膜病证据,应考虑为原有基础心脏病所致。限制型心肌病或缩窄性心包炎等疾病由于心室舒张功能下降或心室充盈受限,使得静脉回流障碍,在肺静脉压升高的同时体循环重度淤血,某些诱因下(如入量过多或出量不足)可出现肝脾大、下肢水肿等症状,也应与急性右心衰竭相鉴别。

七、治疗

(一)一般治疗

应卧床休息及吸氧,并严格限制入液量。若急性心肌梗死或肺栓塞剧烈胸痛时,可给予吗啡 3～5 mg 静脉推注或罂粟碱 30～60 mg 皮下或肌内注射以止痛及解痉。存在低蛋白血症时,应静脉输入清蛋白治疗,同时注意纠正电解质及酸碱平衡紊乱。

(二)强心治疗

心力衰竭时应使用直接加强心肌收缩力的洋地黄类药物,如快速作用的去乙酰毛花苷注射液 0.4 mg 加入 5％的葡萄糖溶液 20 mL 中,缓慢静脉注射,必要时 2～4 小时再给 0.2～0.4 mg;同时可给予地高辛0.125～0.25 mg,每天 1 次治疗。

(三)抗休克治疗

出现心源性休克症状时可应用直接兴奋心脏 β 肾上腺素受体,增强心肌收缩力和每搏输出量的药物,如多巴胺 20～40 mg 加入 200 mL 5％葡萄糖溶液中静脉滴注,或 2～10 μg/(kg·min)以微量泵静脉维持输入,依血压情况逐渐调整剂量;也可用多巴酚丁胺 2.5～15 μg/(kg·min)微量泵静脉输入或滴注。

(四)利尿治疗

急性期多应用襻利尿剂,如呋塞米 20～80 mg、布美他尼 1～3 mg、托拉塞米 20～60 mg 等静脉推注以减轻前负荷,并每天口服上述药物辅助利尿。同时可服用有醛固酮拮抗作用的保钾利尿剂,如螺内酯 20 mg,每天 3 次,以加强利尿效果,减少电解质紊乱。症状稳定后可应用噻嗪类利尿剂,如氢氯噻嗪 50～100 mg 与上述襻利尿剂隔天交替口服,减少耐药性。

(五)扩血管治疗

应从小剂量起谨慎应用,以免引起低血压。若合并左心衰竭,可应用硝普钠 6.25 $\mu g/min$ 起微量泵静脉维持输入,依病情及血压数值逐渐调整剂量,起到同时扩张小动脉和静脉的作用,有效地减低心室前、后负荷;合并急性心肌梗死可应用硝酸甘油 5～10 $\mu g/min$ 或硝酸异山梨酯 50～100 $\mu g/min$ 静脉滴注或微量泵维持输入,以扩张静脉系统,降低心脏前负荷。口服硝酸酯类或血管紧张素转化酶抑制剂等药物也可根据病情适当加用,剂量依个体调整。

(六)保肝治疗

对于肝脏淤血肿大、肝功能异常伴黄疸或腹水的患者,可应用还原型谷胱甘肽 600 mg 加入 250 mL 5%葡萄糖溶液中每天 2 次静脉滴注,或多烯磷脂酰胆碱 465 mg(10 mL)加入 250 mL 5%葡萄糖溶液中每天 1～2 次静脉滴注,可同时静脉注射维生素 C 5～10 g,每天 1 次,并辅以口服葡醛内酯、肌苷等药物,加强肝脏保护作用,逆转肝细胞损害。

(七)针对原发病的治疗

由于引起急性右心衰竭的原发疾病各不相同,治疗时需有一定的针对性。如急性肺栓塞应考虑组织型纤溶酶原激活物或尿激酶溶栓及抗凝治疗,必要时行急诊介入或外科手术;特发性肺动脉高压应考虑前列环素、内皮素-1 受体阻滞剂、磷酸二酯酶抑制剂、一氧化氮吸入等针对性降低肺动脉压及扩血管治疗;急性右心室心肌梗死应考虑急诊介入或组织型纤溶酶原激活物、尿激酶溶栓治疗;慢性肺源性心脏病急性发作应考虑抗感染及改善通气、稀释痰液等治疗;先心病、瓣膜性心脏病应考虑在心力衰竭症状改善后进行外科手术治疗;心脏移植患者,术前应严格评价血流动力学监测指标,判断肺血管阻力及经扩血管治疗的可逆性,并要求术前肺血管处于最大限度的舒张状态,术后长时间应用血管活性药物,如前列环素等。

总之,随着诊断及治疗水平的提高,急性右心衰竭已在临床工作中得到广泛认识,且治疗效果明显改善,对患者整体病情的控制起到了一定的帮助。

第四章

呼吸系统急诊急救

第一节　急性呼吸窘迫综合征

急性呼吸窘迫综合征(acute respiratory distress syndrome, ARDS)是指严重感染、创伤、休克等肺内外疾病后出现的以肺泡-毛细血管损伤为主要表现的临床综合征,是急性肺损伤(acute lung injury, ALI)的严重阶段或类型。其临床特征为呼吸频速和窘迫,难以纠正的进行性低氧血症。

一、发病机制

ARDS 发病的共同基础是肺泡-毛细血管的急性损伤。肺损伤可以是直接的,如胃酸或毒气的吸入,胸部创伤等导致内皮或上细胞物理化学性损伤,更多见的则是间接性肺损伤。虽然肺损伤的机制迄今未完全阐明,但已经确认它是全身炎症反应综合征(systemic inflammatory response syndrome, SIRS)的一部分。

(一)全身炎症反应

临床上严重感染、多发创伤是导致急性肺损伤和 ARDS 最主要的病因,其中主要的病理生理过程是 SIRS。在 ARDS 的复杂的病理生理机制中包含着对损伤的炎性反应和抗炎性反应两者之间微妙的平衡与失衡关系。事实上,机体对损伤产生的炎性反应物质会被内源性抗炎性物质所对抗,这种在 SIRS 和代偿性抗炎症反应综合征(compensatory anti-inflammatory response syndrome, CARS)之间的平衡是机体对损害因素适当反应的关键。如果出现过度 SIRS 反应,则可能发展为多脏器功能障碍综合征(MODS),如果发生过度 CARS,则可能导致免疫抑制或感染并发症,因此,在 ARDS 危重患者中,这两种拮抗的反应综合征可能决定了患者的最终命运。

(二)炎症细胞

几乎所有肺内细胞都不同程度地参与 ARDS 的发病,最重要的效应细胞是多形核白细胞(PMN)、单核-巨噬细胞等。ARDS 时,PMN 在肺毛细血管内大量聚集,然后移至肺泡腔。PMN 呼吸爆发和释放其产物是肺损伤的重要环节。近年发现肺毛细血管内皮细胞和肺泡上皮细胞等结构细胞不单是靶细胞,也能参与炎症免疫反应,在 ARDS 次级炎症反应中具有特殊意义。

(三)炎症介质

炎症细胞激活和释放介质是同炎症反应伴随存在的,密不可分。众多介质参与 ARDS 的发病:①脂类介质如花生四烯酸代谢产物、血小板活化因子(PAF)。②活性氧如超氧阴离子(O_2^-)、过氧化氢(H_2O_2)等。③肽类物质如 PMNs/AMs 蛋白酶、补体底物、参与凝血与纤溶过程的各种成分等。近年对肽类介质尤其是前炎症细胞因子(如 TNF 等)和黏附分子(ICAM-1 等)更为关注,它们可能是启动和推动 ARDS"炎症瀑布"、细胞趋化、跨膜迁移和聚集、炎症反应和次级介质释放的重要介导物质。

(四)肺泡表面活性物质

研究表明肺泡表面活性物质(pulmonary surfactant,PS)具有降低肺泡表面张力、防止肺水肿、参与肺的防御机制等功能。ARDS 过程中,PS 的主要改变为功能低下、成分改变和代谢改变等。

另外,细胞凋亡和一些细胞信号转导通路与 ARDS 的发病密切相关,如G 蛋白、肾上腺素能受体、糖皮质激素受体等。同时还发现核转录因子(NF 等)、蛋白激酶(MAPK 等)的活化参与 ARDS 发病机制。

二、临床表现

ARDS 的临床表现可以有很大差别,取决于潜在疾病和受累器官的数目与类型,而不取决于正在发生的肺损伤所导致的表现。

(1)ARDS 多发病迅速,通常在受到发病因素攻击(如严重创伤、休克、败血症、误吸有毒气体或胃内容物)后 12～48 小时发病,偶有长达 5 天者。一旦发病后,很难在短时间内缓解,因为修复肺损伤的病理改变通常需要 1 周以上的时间。

(2)呼吸窘迫是 ARDS 最常见的症状,主要表现为气急和呼吸次数增快。呼吸次数大多在 25～50 次/分,其严重程度与基础呼吸频率和肺损伤的严重程度有关。

(3)难以纠正的低氧血症、严重氧合功能障碍。其变化幅度与肺泡渗出和肺不张形成的低通气或无通气肺区与全部肺区的比值有关,比值越大,低氧血症越明显。

(4)无效腔/潮气比值增加,≥0.6 时可能与更严重的肺损伤相关(健康人为 0.33～0.45)。

(5)重力依赖性影像学改变,在 ARDS 早期,由于肺毛细血管膜通透性一致增高,可呈非重力依赖性影像学变化。随着病程进展,当渗出突破肺泡上皮防线进入肺泡内后,肺部斑片状阴影主要位于下垂肺区。

三、诊断标准

ARDS 诊断标准:①有原发病的高危因素。②急性起病,呼吸频数和/或呼吸窘迫。③低氧血症 ALI 时 $PaO_2/FiO_2 \leqslant 40.0$ kPa,ARDS 时 $PaO_2/FiO_2 \leqslant 26.7$ kPa。④胸部 X 线检查两肺浸润阴影。⑤肺动脉楔压(PCWP)$\leqslant 2.4$ kPa 或临床上能除外心源性肺水肿。

凡符合以上 5 项可诊断 ALI 或 ARDS。由于 ARDS 病程进展快、一旦发生多数病情已相当严重,故早期诊断十分重要,但迄今尚未发现有助于早期诊断的特异指标。

四、治疗

ARDS 应积极治疗原发病,防止病情继续发展。更紧迫的是要及时纠正患者严重缺氧。在治疗过程中不应把 ARDS 孤立对待,而应将其视为 MODS 的一个组成部分。在呼吸支持治疗中,要防止呼吸机所致肺损伤(VILI)、呼吸道继发感染和氧中毒等并发症的发生。

(一)呼吸支持治疗

1.机械通气

机械通气是 ARDS 治疗的主要方法,是近年发展较为迅速的领域,机械通气以维持生理功能为目标,选用模式应视具体条件及医师经验,参数设置高度个体化。目前多主张 PEEP 水平稍高于压力-容积曲线的下拐点作为最佳 PEEP 选择。近年来基于对 ARDS 的病理生理和 VILI 的新认识,一些新的通气策略开始应用于 ARDS 的临床治疗。

(1)允许性高碳酸血症策略:为避免气压-容积伤,防止肺泡过度充气,而故意限制气道压或潮气量,允许 $PaCO_2$ 逐渐升高达 6.7 kPa 以上。

(2)肺开放策略:肺开放策略指的是 ARDS 患者机械通气时需要"打开肺,并让肺保持开放",实施方法有多种,包括应用压力控制通气(PCV)、反比通气(IRV)及加用高的 PEEP 等,近年来也有学者主张用高频振荡法来实施肺开放策略。

(3)体位:若一侧肺浸润较明显,则取另一侧卧位,俯卧位更加有效,有效率达64%～78%,其主要作用是改善通气血流比值和减少动-静脉分流和改善膈肌运动。

其他新的通气方式:部分液体通气、气管内吹气和比例辅助通气等也在ARDS 的治疗中得到应用。

2.膜式氧合器

ARDS 经人工气道机械通气、氧疗效果差,呼吸功能在短期内又无法纠正的场合下,有人应用体外膜肺模式,经双侧大隐静脉用扩张管扩张,分别插入导管深达下腔静脉。配合机械通气可以降低机械通气治疗的一些参数,减少机械通气并发症。

(二)改善肺微循环、维持适宜的血容量

(1)有研究表明短期大剂量皮质激素治疗对早期 ARDS 或严重脓毒症并没有取得明确的疗效。目前认为对刺激性气体吸入、外伤骨折所致的脂肪栓塞等非感染性引起的 ARDS,以及 ARDS 后期,可以适当应用激素,尤其当 ARDS 由肺外炎症所致时,可尝试早期大剂量应用皮质激素冲击治疗。ARDS 伴有脓毒症或严重呼吸道感染早期不主张应用。

(2)抗凝治疗如肝素的应用,可改善肺微循环,其他如组织因子-因子 VIIai、可溶性血栓调节素等正在进行临床试验。

在保证血容量、稳定血压前提下,要求出入液量轻度负平衡(－1 000～－500 mL/d)。在内皮细胞通透性增加时,胶体可渗至间质内,加重肺水肿,故在 ARDS 的早期不宜给胶体液。若有血清蛋白浓度低则当别论。

(三)营养支持

ARDS 患者处于高代谢状态,应及时补充热量和高蛋白、高脂肪营养物质。应尽早给予强有力的营养支持,鼻饲或静脉补给。

(四)其他治疗探索

1.肺表面活性物质替代疗法

目前国内外有自然提取和人工制剂的表面活性物质,治疗婴儿呼吸窘迫综合征有较好效果,但在成人的 4 个随机对照研究结果表明,对严重 ARDS 并未取得理想效果。这可能与 PS 的制备、给药途径和剂量以及时机有关。由于近年来的研究表明 PS 在肺部防御机制中起重要作用,将来 PS 的临床应用可能会出现令人兴奋的前景。

2.吸入一氧化氮(NO)

NO 在 ARDS 中的生理学作用和可能的临床应用前景已有广泛研究。近来有报道将吸入 NO 与静脉应用阿米脱林甲酰酸联合应用,对改善气体交换和降低平均肺动脉压升高有协同作用。NO 应用于临床尚待深入研究,并有许多具体操作问题需要解决。

3.氧自由基清除剂、抗氧化剂

过氧化物歧化酶(SOD)、过氧化氢酶(CAT)可防止 O_2 和 H_2O_2 氧化作用所引起的急性肺损伤,维生素 E 具有一定抗氧化剂效能。脂氧化酶和环氧化酶途径抑制剂,如布洛芬等可使血栓素 A_2 和前列腺素减少,抑制补体与 PMN 结合,防止 PMN 在肺内聚集。

4.免疫治疗

免疫治疗是通过中和致病因子,对抗炎性介质和抑制效应细胞来治疗 ARDS。目前研究较多的有抗内毒素抗体,抗 TNF、IL-1、IL-6、IL-8,以及抗细胞黏附分子的抗体或药物。由于参与 ALI 的介质十分众多,互相之间的关系和影响因素十分复杂,所以仅针对其中某一介质和因素进行干预,其效应十分有限。

第二节　急性肺栓塞

肺栓塞(pulmonary embolism,PE)是由内源或外源性栓子阻塞肺动脉引起肺循环和右心功能障碍的临床综合征,包括肺血栓栓塞症(pulmonary thrombo-embolism,PTE)、脂肪栓塞、羊水栓塞、空气栓塞、肿瘤栓塞等。肺血栓栓塞症是最常见的急性肺栓塞类型,由来自静脉系统或右心的血栓阻塞肺动脉或其分支所致,以肺循环和呼吸功能障碍为主要病理生理特征和临床表现,占急性肺栓塞的绝大多数,通常所称的急性肺栓塞即 PTE。

一、流行病学

肺栓塞作为三大常见的致死性心血管疾病之一,多数情况下急性肺栓塞继发于下肢深静脉血栓(deep vein thrombosis,DVT),现流行病学多将静脉血栓栓塞症(venous thromboembolism,VTE)作为一个整体来进行危险因素、自然病程等研究,其年发病率为(100~200)/10万人,在美国每年的发病率高达60万,死亡率高达11%,而在我国的误诊漏诊率高达80%。急性肺栓塞死亡率高且发病迅速,发展成慢性疾病或者致残的概率也很高。高达15%的肺栓塞患者在患病后1个月内死亡,而30%幸存的患者在未来的10年内复发。肺栓塞的非完全缓解能够继发慢性血栓栓塞性肺动脉高压,其发生率在肺栓塞发病2年后预计可达到0.1%~4.0%。目前,肺栓塞的预后主要基于患者入院时血流动力学状态、影像学资料(如CT、心脏彩超、CT血管造影)以及患者的基础情况(年龄、心率、肿瘤病史、心肺疾病病史等)。

二、自然病程

从20世纪60年代起就有人研究肺栓塞的自然病程,当时多于术后发生。手术后的两周肺栓塞的发生率最高,术后的2~3个月风险逐渐下降,但仍然存在。抗血栓预防措施能明显降低围术期下肢深静脉血栓的风险,活动期肿瘤和抗凝剂未快速达标是复发风险增高的独立预测因素。VTE复发史的患者更易反复发作,抗凝治疗期间或停药后D-二聚体水平升高者复发风险增加。肺栓塞的高危因素除了VTE,还有COPD,心肌梗死、风心病、心力衰竭及恶性肿瘤等。

三、病理生理

急性肺栓塞可导致肺循环阻力增加,肺动脉压升高。当30%~50%的肺血管横截面被血栓阻断时,肺动脉压力开始升高。肺血管床面积减少40%~50%时肺动脉平均压可达5.3 kPa,右心室充盈压升高,心脏指数下降;肺血管床面积减少50%~70%时可出现持续性肺动脉高压;肺血管床面积减少>85%时可导致猝死。右心室的代偿机制与体循环血管收缩共同增加了肺动脉压力,以维持阻塞肺血管床的血流,暂时稳定体循环血压。但这种即刻的代偿程度有限,未预适应的薄壁右心室无法产生5.3 kPa以上的压力以抵抗增高的肺动脉阻力,最终可发生右心功能不全。有研究表明,急性肺栓塞患者右室心肌的神经递质过度激活,亦可能会导致右室张力改变,在急性肺栓塞发生48小时内死亡的患者,他们的右室心肌炎症反应能够解释某些急性肺栓塞发生的24~48小时内,血流动力学的不稳定情况。另外,急性肺栓塞患者心肌损伤标志物的升高提示,肺栓塞后发生的右室梗死并不常见,可能是由于缺氧导致的心肌损伤,并进一步产生负性肌力所致。

四、临床表现

肺栓塞的临床表现并不典型,很多时候缺乏特异性的临床症状和体征,容易漏诊。传统的肺栓塞三联征——呼吸困难、咯血、胸痛在临床上并不常见;2011 年某急诊科对疑似肺栓塞患者的临床表现调查显示,在急性肺栓塞患者中,呼吸困难占 80%～90%,胸痛占 40%～70%,晕厥占 11%～20%,咯血占 10%～20%。

五、诊断

2014 年 ESC 指南在前期研究的基础上,进一步强化了危险分层的概念。对于临床上怀疑急性肺栓塞的患者,首先应进行临床可能性评估,然后进行初始危险分层,最后逐级选择检查手段明确诊断。常用的临床可能性评估标准有加拿大 Wells 评分和修正的 Geneva 评分。

2014 年欧洲心脏病学会急性肺栓塞诊断和治疗指南简化了肺栓塞严重指数评分(PESI),同时纳入包括患者的血流动力学(休克或低血压)、简化肺动脉栓塞严重指数(sPESI)评分以及右心室心肌损伤(心功能不全和心肌损伤标记物)在内的 3 项指标,sPESI 只纳入年龄、肿瘤、慢性心力衰竭和/或肺部疾病、脉搏≥110 次/分、收缩压<13.3 kPa 和动脉血氧饱和度<90% 这 6 个项目,每项计 1 分,见表 4-1。将急性血栓性肺动脉栓塞分为高危、中危和低危 3 层。PESI 评分Ⅲ～Ⅴ级或 sPESI 评分≥1 分均分层为中危。以上条件均不成立的患者风险评估分层为低危。

表 4-1　肺栓塞严重指数(PESI)及其简化版本(sPESI)的评分标准

项目	PESI	sPESI
年龄	以年龄为分数	1(年龄>80 岁)
男性	10	—
肿瘤	30	1
慢性心力衰竭	10	1
慢性肺部疾病	10	
脉搏≥110 次/分	20	1
收缩压<13.3 kPa	30	1
呼吸频率>30 次/分	20	—
体温<36 ℃	20	

项目	PESI	sPESI
精神状态改变	60	—
动脉血氧饱和度<90%	20	1

注:原始版本评分中,总分≤65分为Ⅰ级,66～85分为Ⅱ级,86～105分为Ⅲ级,106～125分为Ⅳ级,>125分为Ⅴ级;简化版本中存在慢性心力衰竭和/或慢性肺部疾病评为1分。

同时也明确对中危患者进行进一步分层,根据右心功能和心肌损伤标记物,将中危患者分为中高危(右心功能不全和心肌损伤标记物同时阳性)和中低危(右心功能不全和心肌损伤标记物两者之一阳性或均为阴性)。最新的中危肺动脉栓塞溶栓治疗研究应用了该危险分层模型,同时也发现,年龄≤75岁的患者,溶栓优于抗凝;年龄>75岁的患者,溶栓并不优于抗凝,所以,将其纳入危险分层,使中危患者界定更清晰。见表4-2。

表4-2　基于早期死亡风险的急性肺栓塞患者危险分层

早期死亡		风险参数评分		
		休克或低血压	PESIⅢ～Ⅳ级 或 sPESI≥1	影像证实右 心室功能不全	心肌损伤 标记物
高危		+	+	+	+
中危	中高危	—	+	均为阳性	
	中低危	—	+	仅一个或均不是阳性	
低危		—	—	机动,如评估均阴性	

注:PESI评分Ⅲ～Ⅴ级提示发病30天内有很高的死亡风险,sPESI评分≥1分提示30天内有高度死亡风险,存在低血压或休克的患者,不需要进行PESI评分。

最近有研究指出,危险分层同时还需要甄选患者,并根据患者病情的不断变化进行动态评估。对危险分层的进一步细化,有助于更好地调整治疗策略,同时让合适的患者得到更有利的治疗,对于危险分层应考虑的因素以及各自所占的比例还须进一步研究。

六、治疗

首先,对于确诊或疑诊为PE的患者,应注意连续监护呼吸、血压及心率等体征,首要保证的是血流动力学的稳定,其次呼吸支持。对于合并有DVT的患者,建议绝对卧床休息以防栓子脱落。急性右心衰竭导致的心排血量不足是急性肺栓塞患者死亡的首要原因,一味的扩容治疗有可能而恶化右心功能。对血压正常的急性肺栓塞患者,给予适度的补液治疗(500 mL)有助于增加心排血量。对于血压低的急性肺栓塞患者,肾上腺素兼具去甲肾上腺素和多巴酚丁胺的优点,而无体循环扩血管效应,对患者有益。因此对于这类患者,是有必要置入 PICCO 监测仪,对血流动力学参数进行监测的。在呼吸支持治疗方面,急性肺栓塞患者常伴中等程度的低氧血症和低碳酸血症,如果有需要给予机械通气的患者,当给予机械通气时高 PEEP 会减少静脉回流,因此,机械通气时调整 PEEP 要谨慎,通过给予较低的潮气量以保持一个较低的吸气末平台压力,尽量减少不良血流动力学效应。

急性期前 5～10 天是给予抗凝治疗的时机。对于高或中度临床可能性的患者,等待诊断结果的同时,应给予静脉抗凝剂,常用的有普通肝素、低分子量肝素或磺达肝癸钠等,均有即刻抗凝作用。初始抗凝治疗,普通肝素具有半衰期短、抗凝效应容易监测、可迅速被鱼精蛋白中和的优点,所以目前在我国,临床上仍偏向于使用肝素。如有条件,建议使用前和使用中检测抗凝血酶活性,如果活性下降,则需考虑更换抗凝药物。除了上面提到 3 种抗凝药,近年来,还有依诺肝素、那屈肝素、达肝素等多种肝素相继面世。在使用肝素时需要定时检查 APTT 水平,保证 APTT 维持在 1.5～2.5 倍正常对照值之间。口服抗凝药应尽早给予,最好与静脉抗凝剂同日,与静脉抗凝剂重叠应用。维生素 K 拮抗剂一直是口服抗凝治疗的基石,其中华法林国内最常用。亚洲人华法林肝脏代谢酶与西方人存在较大差异,中国人的推荐初始剂量为 1～3 mg。为达到快速抗凝的目的,应与肝素重叠应用 5 天以上,当国际标准化比值(INR)达到目标范围(2.0～3.0)并持续 2 天以上时,停用肝素。

近年来大规模临床试验为非维生素 K 依赖的新型口服抗凝药用于急性肺栓塞或 VTE 急性期治疗提供了证据,包括达比加群、利伐沙班、阿哌沙班和依度沙班,新型口服抗凝剂有利也有弊,无须监测 INR,但无拮抗剂,目前已开始逐渐广泛应用。REMEDY、RE-SONATE、EINSTEIN 研究和 AMPLIFY 扩展研究分别评估了新型口服抗凝剂达比加群、利伐沙班和阿哌沙班治疗 VTE 的长期抗凝效果,结果显示有效,且较常规华法林治疗更安全。

急性肺栓塞的溶栓时间窗为发病 48 小时内,此时为疗效最好的时机,对于有症状的急性肺栓塞患者在 6～14 天内溶栓治疗仍有一定作用。其主要目的是尽早溶解血栓疏通血管,减轻血管内皮损伤,减少慢性血栓栓塞性肺高压的发生。欧美多项随机临床试验证实,溶栓治疗能够快速改善肺血流动力学指标,提高患者早期生存率。目前我国大多数医院采用的方案是 rt-PA 50～100 mg 持续静脉滴注,无须负荷量。我国 VTE 研究组开展了 rt-PA 治疗急性肺栓塞的临床研究,结果显示半量 rt-PA 溶栓治疗急性肺栓塞与全量相比有效性相似且更安全。在非高危肺栓塞中,溶栓的临床获益一直备受争议,最近一个多中心随机双盲的欧洲试验在 1 006 例中危患者中,比较替奈普酶溶栓联合肝素与安慰剂联合肝素治疗,结果提示替奈普酶较安慰剂显著减少死亡。但替奈普酶目前尚未被批准用于急性肺栓塞治疗。

关于下肢静脉滤器的使用,尽管在部分国家的使用率在逐年增加,但指南仍然不推荐急性肺栓塞患者常规置入下腔静脉滤器。在有抗凝药物绝对禁忌证以及接受足够强度抗凝治疗后仍复发的急性肺栓塞患者,可选择静脉滤器置入。静脉滤器的观察性研究提示其可能减少急性期肺栓塞相关的病死率,但复发风险增加。置入非永久性滤器后,一旦可安全使用抗凝剂,应尽早取出。

最近也有多个研究表明,通过超声辅助导管引导下介入治疗(包括低剂量溶栓治疗)与常规治疗比较,不仅疗效相当,而且可以显著降低大出血发生的风险及相关并发症。有学者的研究也发现,超声引导下导管内溶栓治疗与单纯肝素抗凝治疗比较,24 小时内对右心功能的改善效果更佳。介入疗法适用于复发肺栓塞及大面积肺栓塞,但超声辅助下导管内介入溶栓治疗应具备必要的基础设施、专用器械及具有丰富介入经验的专家,因此,该项技术的发展和推广受到了一定的限制。对于内科治疗效果不理想、肺主干血管高度堵塞、肺梗死及巨块型PE,则应考虑采用手术疗法。

第三节　急性呼吸衰竭

一、病因和发病机制

急性呼吸衰竭是指患者既往无呼吸系统疾病,由于突发因素,在数秒或数小时内迅速发生呼吸抑制或呼吸功能衰竭;在海平面大气压、静息状态下呼吸空气时,由于通气和/或换气功能障碍,导致缺氧伴或不伴二氧化碳潴留,产生一系列病理生理改变的紧急综合征。

病情危重时,因机体难以得到代偿,如不及时诊断,尽早抢救,会发生多器官功能损害,乃至危及生命。必须注意在实际临床工作中,经常会遇到在慢性呼吸衰竭的基础上,由于某些诱发因素而发生急性呼吸衰竭。

(一)急性呼吸衰竭分类

一般呼吸衰竭分为换气和通气功能衰竭两大类,亦有人分为 3 类,即再加上一个混合型呼吸衰竭。其标准如下。

换气功能衰竭（Ⅰ 型呼吸衰竭）以低氧血症为主, $PaO_2 < 8.0$ kPa(60 mmHg), $PaCO_2 < 6.7$ kPa (50 mmHg), $P_{(A-a)}O_2 > 3.3$ kPa(25 mmHg), $PaO_2/PaO_2 < 0.6$。

通气功能衰竭（Ⅱ 型呼吸衰竭）以高碳酸血症为主, $PaCO_2 > 6.7$ kPa(50 mmHg), PaO_2 正常, $P_{(A-a)}O_2 < 3.3$ kPa(25 mmHg), $PaO_2/PaO_2 > 0.6$。

混合型呼吸衰竭（Ⅲ 型呼吸衰竭）: $PaO_2 < 8.0$ kPa(60 mmHg), $PaCO_2 > 6.7$ kPa(50 mmHg), $P_{(A-a)}O_2 > 3.3$ kPa(25 mmHg)。

急性肺损伤和急性呼吸窘迫综合征属于Ⅰ型呼吸衰竭。

(二)急性呼吸衰竭的病因

可以引起急性呼吸衰竭的疾病很多,多数是呼吸系统的疾病。

1.各种导致气道阻塞的疾病

急性病毒或细菌性感染,或烧伤等物理化学性因子所引起的黏膜充血、水肿,造成上气道(指隆突以上至鼻的呼吸道)急性梗阻。异物阻塞也可以引起急性呼吸衰竭。

2.引起肺实质病变的疾病

感染性因子引起的肺炎为此类常见疾病。误吸胃内容物,淹溺或化学毒性物质以及某些药物,高浓度长时间吸氧也可引起吸入性肺损伤而发生急性呼吸衰竭。

3.肺水肿

(1)各种严重心脏病、心力衰竭引起的心源性肺水肿。

(2)非心源性肺水肿,有人称之为通透性肺水肿,如急性高山病、复张性肺水肿。急性呼吸窘迫综合征为此种肺水肿的代表。此类疾病可造成严重低氧血症。

4.肺血管疾病

肺血栓栓塞是引起急性呼吸衰竭的一种重要病因,还包括脂肪栓塞、气体栓塞等。

5.胸部疾病

如胸壁外伤、连枷胸、自发性气胸或创伤性气胸、大量胸腔积液等影响胸廓运动,从而导致通气减少或吸入气体分布不均,均有可能引起急性呼吸衰竭。

6.脑损伤

镇静药和对脑有毒性的药物,电解质平衡紊乱及酸、碱中毒,脑和脑膜感染,脑肿瘤,脑外伤等均可导致急性呼吸衰竭。

7.神经肌肉系统疾病

即便是气体交换的肺本身并无病变,因神经或肌肉系统疾病造成肺泡通气不足也可引发呼吸衰竭。如安眠药物或一氧化碳和有机磷等中毒,颈椎骨折损伤脊髓等直接或间接抑制呼吸中枢。也可因多发性神经炎、脊髓灰质炎等周围神经性病变,多发性肌炎、重症肌无力等肌肉系统疾病,造成肺泡通气不足而引发呼吸衰竭。

8.睡眠呼吸障碍

睡眠呼吸障碍表现为睡眠中呼吸暂停,频繁发生并且暂停时间显著延长,可引起肺泡通气量降低,导致缺氧和二氧化碳潴留。

二、病理生理

(一)肺泡通气不足

正常成人在静息时有效通气量约为 4 L/min,若单位时间内到达肺泡的新鲜空气量减少到正常值以下,则为肺泡通气不足。

由于每分钟肺泡通气量的下降,引起缺氧和二氧化碳潴留,PaO_2 下降,$PaCO_2$ 升高。同时,根据肺泡气公式:$PaO_2 = (PB - PH_2O) \cdot FiO_2 - PaCO_2/R$($PaO_2$,PB 和 PH_2O 分别表示肺泡气氧分压、大气压和水蒸气压力,FiO_2 代表吸入氧气浓度,R 代表呼吸商),由已测得的 $PaCO_2$ 值,就可推算出理论的肺泡气氧分压理论值。如 $PaCO_2$ 为 9.3 kPa(70 mmHg),PB 为 101.08 kPa(760 mmHg),37 ℃时 PH_2O 为6.3 kPa(47 mmHg),R 一般为 0.8,则 PaO_2 理论值为 7.2 kPa(54 mmHg)。假若 $PaCO_2$ 的升高单纯因每分钟肺泡通气量下降引起,不存在影响气体交换肺实质病变的因素,则说明肺泡气与动脉血的氧分压差($P_{(A-a)}O_2$)应该在正常范围,一般为 0.4～0.7 kPa(3～5 mmHg),均在 1.3 kPa(10 mmHg)以内。所以,当 $PaCO_2$ 为9.3 kPa(70 mmHg)时,PaO_2 为7.2 kPa(54 mmHg),动脉血氧分压应当在 6.7 kPa(50 mmHg)左右,则为高碳酸血症型的呼吸衰竭。

通气功能障碍分为阻塞性和限制性功能障碍。阻塞性通气功能障碍多由气道炎症、黏膜充血水肿等因素引起的气道狭窄。因气道阻力与管径大小呈负相关,故管径越小,阻力越大,肺泡通气量越小,此为阻塞性通气功能障碍缺氧和二氧化碳潴留的主要机制。限制性通气功能障碍主要机制则是胸廓或肺的顺应性降低导致的肺泡通气量不足,进而导致缺氧或合并二氧化碳潴留。

(二)通气/血流比例失调

肺泡的通气与其灌注周围的毛细血管血流的比例必须协调,才能保证有效的气体交换。正常肺泡每分通气量为 4 L,肺毛细血管血流量是 5 L,两者之比是 0.8。如肺泡通气量与血流量的比率>0.8,示肺泡灌注不足,形成无效腔,此种无效腔效应多见于肺泡通气功能正常或增加,而肺血流减少的疾病(如换气功能障碍或肺血管疾病等),临床以缺氧为主。肺泡通气量与血流量的比率<0.8,使肺动脉的混合静脉血未经充分氧合进入肺静脉,则形成肺内静脉样分流,多见于通气功能障碍,肺泡通气不足,临床以缺氧或伴二氧化碳潴留为主。通气/血流比例失调,是引起低氧血症最常见的病理生理学改变。

(三)肺内分流量增加(右到左的肺内分流)

在肺部疾病如肺水肿、急性呼吸窘迫综合征中,肺泡无气所致肺毛细血管混合静脉血未经气体交换,流入肺静脉引起右至左的分流增加。动、静脉分流使静脉血失去在肺泡内进行气体交换的机会,故 PaO_2 可明显降低,但不伴有 $PaCO_2$ 的升高,甚至因过度通气反而降低,至病程晚期才出现二氧化碳蓄积。另外用提高吸入氧气浓度的办法(氧疗)不能有效地纠正此种低氧血症。

(四)弥散功能障碍

肺在肺泡-毛细血管膜完成气体交换。它由 6 层组织构成,由内向外依次为:肺泡表面活性物质、肺泡上皮细胞、肺泡上皮细胞基膜、肺间质、毛细血管内皮细胞基膜和毛细血管内皮细胞。弥散面积减少(肺气肿、肺实变、肺不张)和弥散膜增厚(肺间质纤维化、肺水肿)是引起弥散量降低的最常见原因。因氧的弥散能力仅为二氧化碳的 1/20,故弥散功能障碍只产生单纯缺氧。由于正常人肺泡毛细血管膜的面积大约为 70 m²,相当于人体表面积的 40 倍,故人体弥散功能的储备巨大,虽是发生呼吸衰竭病理生理改变的原因之一,但常需与其他 3 种主要的病理生理学变化同时发生、参与才会出现低氧血症。吸氧可使 PaO_2 升高,提高肺泡膜两侧的氧分压时,弥散量随之增加,可以改善低氧血症。

(五)氧耗量增加

氧耗量增加是加重缺氧的原因之一,发热、寒战、呼吸困难和抽搐均将增加氧耗量。寒战者耗氧量可达 500 mL,健康者耗氧量为 250 mL/min。氧耗量增加,肺泡氧分压下降,健康者借助增加肺泡通气量代偿缺氧。氧耗量增加的通气功能障碍患者,肺泡氧分压得不到提高,故缺氧也难以缓解。

总之,不同的疾病发生呼吸衰竭的途径不都相同,经常是一种以上的病理生理学改变的综合作用。

(六)缺氧、二氧化碳潴留对机体的影响

1.对中枢神经的影响

脑组织耗氧量占全身耗量的 $1/5 \sim 1/4$。中枢皮质神经元细胞对缺氧最为敏感,缺氧程度和发生的急缓对中枢神经的影响也不同。如突然中断供氧,改吸纯氮 20 秒可出现深昏迷和全身抽搐。逐渐降低吸氧的浓度,症状出现缓慢,轻度缺氧可引起注意力不集中、智力减退、定向障碍;随缺氧加重,PaO_2 低于 $6.7\ kPa(50\ mmHg)$ 可致烦躁不安、意识恍惚、谵妄;低于 $4.0\ kPa(30\ mmHg)$ 时,会使意识消失、昏迷;低于 $2.7\ kPa(20\ mmHg)$ 则会发生不可逆转的脑细胞损伤。

二氧化碳潴留使脑脊液氢离子浓度增加,影响脑细胞代谢,降低脑细胞兴奋性,抑制皮质活动。随着二氧化碳的增加,对皮质下层刺激加强,引起皮质兴奋。若二氧化碳继续升高,皮质下层受抑制,使中枢神经处于麻醉状态。在出现麻醉前的患者,往往有失眠、精神兴奋、烦躁不安的先兆兴奋症状。

缺氧和二氧化碳潴留均会使脑血管扩张,血流阻力减小,血流量增加以代偿之。严重缺氧会发生脑细胞内水肿,血管通透性增加,引起脑间质水肿,导致颅内压增高,挤压脑组织,压迫血管,进而加重脑组织缺氧,形成恶性循环。

2.对心脏、循环的影响

缺氧可刺激心脏,使心率加快和每搏输出量增加,血压上升。冠状动脉血流量在缺氧时明显增加,心脏的血流量远超过脑和其他脏器。心肌对缺氧非常敏感,早期轻度缺氧即在心电图上有变化,急性严重缺氧可导致心室颤动或心脏骤停。缺氧和二氧化碳潴留均能引起肺动脉小血管收缩而增加肺循环阻力,导致肺动脉高压和增加右心负荷。

吸入气中二氧化碳浓度增加,可使心率加快,每搏输出量增加,使脑、冠状血管舒张,皮下浅表毛细血管和静脉扩张,而使脾和肌肉的血管收缩,同时每搏输出量增加,故血压仍升高。

3.对呼吸影响

缺氧对呼吸的影响远较二氧化碳潴留的影响小。缺氧主要通过颈动脉窦和主动脉体化学感受器的反射作用刺激通气,如缺氧程度逐渐加重,这种反射迟钝。

二氧化碳是强有力的呼吸中枢兴奋剂,吸入的二氧化碳浓度增加时,通气量会成倍增加,急性二氧化碳潴留出现深大快速的呼吸;但当吸入二氧化碳浓度超过 12% 时,通气量不再增加,呼吸中枢处于被抑制状态。而慢性高碳酸血症,并无通气量相应增加,反而有所下降,这与呼吸中枢反应性迟钝,通过肾脏对碳酸氢盐再吸收和 H^+ 排出,使血 pH 无明显下降有关;还与患者气道阻力增加、肺组织损害严重、胸廓运动的通气功能减退有关。

4.对肝、肾和造血系统的影响

缺氧可直接或间接损害肝功能使谷丙转氨酶上升,但随着缺氧的纠正,肝功能逐渐恢复正常。动脉血氧降低时,肾血流量、肾小球滤过量、尿排出量和钠的排出量均有增加;但当 $PaO_2 < 5.3$ kPa(40 mmHg)时,肾血流量减少,肾功能受到抑制。

组织低氧分压可增加红细胞生成素而促使红细胞增生。肾脏和肝脏产生一种酶,将血液中非活性红细胞生成素的前身物质激活成生成素,刺激骨髓引起继发性红细胞增多。这有利于增加血液携氧量,但也增加血液黏稠度,加重肺循环和右心负担。

轻度二氧化碳潴留会扩张肾血管,增加肾血流量,尿量增加。当 $PaCO_2$ 超过 8.7 kPa(65 mmHg),血 pH 明显下降,则肾血管痉挛,血流减少,HCO_3^- 和 Na^+ 再吸收增加,尿量减少。

5.对酸碱平衡和电解质的影响

严重缺氧可抑制细胞能量代谢的中间过程,如三羧酸循环、氧化磷酸化作用和有关酶的活动。这不但降低产生能量效率,还因产生乳酸和无机磷引起代谢性酸中毒。由于能量不足,体内离子转运的钠泵遭损害,使细胞内 K^+ 转移至血液,而 Na^+ 和 H^+ 进入细胞内,造成细胞内酸中毒和高钾血症。代谢性酸中毒产生的固定酸与缓冲系统中碳酸氢盐起作用,产生碳酸,使组织中 $PaCO_2$ 增高。

pH 取决于碳酸氢盐与碳酸的比值,前者靠肾脏调节(1~3 天),后者靠肺调节(数小时)。健康人每天由肺排出碳酸达 15 000 mmol,故急性呼吸衰竭二氧化碳潴留对 pH 的影响十分大,往往与代谢性酸中毒同时存在时,因严重酸中毒引起血压下降,心律失常,乃至心脏停搏。慢性呼吸衰竭因二氧化碳潴留发展缓慢,肾碳酸氢根排出减少,不会使 pH 明显降低。因血中主要阴离子 HCO_3^- 和 Cl^- 之和为一常数,当 HCO_3^- 增加,则 Cl^- 相应降低,产生低氯血症。

三、临床表现

因低氧血症和高碳酸血症所引起的症状和体征是急性呼吸衰竭时最主要的

临床表现。由于造成呼吸衰竭的基础病因不同,注意观察各种基础疾病的临床表现自然十分重要。

(一)呼吸困难

呼吸困难是呼吸衰竭最早出现的症状,可表现为频率、节律和幅度的改变。早期表现呼吸频率增加,深大呼吸、鼻翼翕动,进而辅助呼吸肌肉运动增强(三凹征),呼吸节律紊乱,失去正常规则的节律。中枢性呼吸衰竭可使呼吸频率改变,如潮式呼吸、比奥呼吸等。

(二)低氧血症

当动脉血氧饱和度低于 90%,PaO_2 低于 6.7 kPa(50 mmHg)时,可在口唇或指甲出现发绀,这是缺氧的典型表现。但患者的发绀程度与体内血红蛋白含量、皮肤色素和心脏功能相关,所以发绀是一项可靠但不特异的诊断体征。因神经与心肌组织对缺氧均十分敏感,在机体出现低氧血症时常出现中枢神经系统和心血管系统功能异常的临床征象。如判断力障碍、运动功能失常、烦躁不安等中枢神经系统症状。缺氧严重时,可表现为谵妄、癫痫样抽搐、意志丧失以致昏迷、死亡。肺泡缺氧时,肺血管收缩,肺动脉压升高,使肺循环阻力增加,右心负荷增加,乃是低氧血症时血流动力学的一项重要变化。在心血管方面常表现为心率增快、血压升高。缺氧严重时则可出现各种类型的心律失常,进而心率减慢,周围循环衰竭,甚至心搏停止。

(三)高碳酸血症

由于急性呼吸衰竭时,二氧化碳蓄积进展很快,因此产生严重的中枢神经系统和心血管功能障碍。高碳酸血症出现中枢抑制之前的兴奋状态,如失眠,躁动,但禁忌给予镇静或安眠药。严重者可出现肺性脑病("二氧化碳麻醉"),临床表现为头痛、反应迟钝、嗜睡,甚至神志不清、昏迷。急性高碳酸血症主要通过降低脑脊液 pH 而抑制中枢神经系统的活动。扑翼样震颤也是二氧化碳蓄积的一项体征。二氧化碳蓄积引起的心血管系统的临床表现因血管扩张或收缩程度而异,如多汗、球结膜充血水肿、颈静脉充盈、周围血压下降等。

(四)其他重要脏器的功能障碍

严重的缺氧和二氧化碳蓄积损伤肝、肾功能,出现血清转氨酶增高,碳酸酐酶活性增加,胃壁细胞分泌增多,出现消化道溃疡、出血的症状。当 PaO_2 <5.3 kPa(40 mmHg)时,肾血流减少,肾功能抑制,尿中出现蛋白、血细胞或管型,血尿素氮、肌酐含量增高。

(五)水、电解质和酸碱平衡的失调

严重低氧血症和高碳酸血症常有酸碱平衡的失调,如缺氧而通气过度可发生急性呼吸性碱中毒;急性二氧化碳潴留可表现为呼吸性酸中毒。严重缺氧时无氧代谢引起乳酸堆积,肾脏功能障碍使酸性物质不能排出体外,二者均可导致代谢性酸中毒。代谢性和呼吸性酸碱失衡又可同时存在,表现为混合性酸碱失衡。

酸碱平衡失调的同时,将会发生体液和电解质的代谢障碍。酸中毒时钾从细胞内逸出,导致高血钾;pH 每降低 0.1,血清钾大约升高 0.7 mmol/L。酸中毒时发生高血钾,如同时伴有肾衰竭(代谢性酸中毒),易发生致命性高血钾症。在诊断和处理急性呼吸衰竭时均应予以足够的重视。

又如当测得的 PaO_2 的下降明显超过理论上因肺泡通气不足所引起的结果时,则应考虑存着除肺泡通气不足以外的其他病理生理学变化,因在实际临床工作中,单纯因肺泡通气不足引起呼吸衰竭的并不多见。

四、诊断

一般说来,根据急、慢性呼吸衰竭基础病史,如胸部外伤或手术后、严重肺部感染或重症革兰阴性杆菌败血症等,结合其呼吸、循环和中枢神经系统的有关体征,及时作出呼吸衰竭的诊断是可能的。但对某些急性呼吸衰竭早期的患者或缺氧、二氧化碳蓄积程度不十分严重时,单依据上述临床表现作出诊断有一定困难。动脉血气分析的结果直接提供动脉血氧和 $PaCO_2$ 水平,可作为诊断呼吸衰竭的直接依据。而且,它还有助于我们了解呼吸衰竭的性质和程度,指导氧疗,呼吸兴奋剂和机械通气的参数调节,以及纠正电解质、酸碱平衡失调有重要价值,故血气分析在呼吸衰竭诊断和治疗上具有重要地位。

急性呼吸衰竭患者,只要动脉血气证实 $PaO_2 < 8.0$ kPa(60 mmHg),常伴 $PaCO_2$ 正常或 < 4.7 kPa(35 mmHg),则诊断为 Ⅰ 型呼吸衰竭;若伴 $PaCO_2 > 6.7$ kPa(50 mmHg),即可诊断为 Ⅱ 型呼吸衰竭;若缺氧程度超过肺泡通气不足所致的高碳酸血症,则诊断为混合型或 Ⅲ 型呼吸衰竭。

应当强调的是不但要诊断呼吸衰竭的存在与否,还需要判断呼吸衰竭的性质,即是急性呼吸衰竭还是慢性呼吸衰竭基础上的急性加重,同时也应当判断产生呼吸衰竭的病理生理学过程,明确为 Ⅰ 型或 Ⅱ 型呼吸衰竭,以利采取恰当的抢救措施。

此外还应注意在诊治过程中,应当尽快去除产生呼吸衰竭的基础病因,否则

患者经氧疗或机械通气后因得到足够的通气量维持氧和 $PaCO_2$ 在相对正常的水平后可再次发生呼吸衰竭。

五、治疗

急性呼吸衰竭是需要抢救的急症。对它的处理要求迅速、果断。数小时或更短时间的犹豫、观望或拖延,可以造成脑、肾、心、肝等重要脏器因严重缺氧发生不可逆性的损害。同时及时、合宜的抢救和处置才有可能为去除或治疗诱发呼吸衰竭的基础病因,争取到必要的时间。治疗措施集中于立即纠正低氧血症,急诊插管或辅助通气及足够的循环支持。

(一)氧疗

通过鼻导管或面罩吸氧,提高肺泡氧分压,增加肺泡膜两侧氧分压差,增加氧弥散能力,以提高动脉氧分压和血氧饱和度,是纠正低氧血症的一种有效措施。氧疗作为一种治疗手段使用时,要选择适宜的吸入氧流量,应以脉搏血氧饱和度>90%为标准,并了解机体对氧的摄取与代谢以及它在体内的分布,注意可能产生的氧毒性作用。

由于高浓度(FiO_2>21%)氧的吸入可以使肺泡气氧分压提高。若因 PaO_2 降低造成低氧血症或主因通气/血流比例失调引起的 PaO_2 下降,氧疗可以改善。氧疗可以治疗低氧血症,降低呼吸功和减少心血管系统低氧血症。

根据肺泡通气和 PaO_2 的关系曲线,在低肺泡通气量时,吸入低浓度的氧气,即可显著提高 PaO_2,纠正缺氧。所以通气与血流比例失调的患者吸低浓度的氧气就能纠正缺氧。

弥散功能障碍患者,因二氧化碳的弥散能力为氧的弥散能力20倍,需要更大的肺泡膜分压差才足以增强氧的弥散能力,所以应吸入更高浓度的氧(35%~45%)才能改善缺氧。

肺内静脉分流增加的疾病导致的缺氧,因肺泡内充满水肿液,肺萎陷,尤在肺炎症血流增多的患者中,肺内分流更多,所以需要增加外源性呼气末正压通气,才可使萎陷肺泡复张,增加功能残气量和气体交换面积,提高 PaO_2,SaO_2,改善低氧血症。

(二)保持呼吸道通畅

进行各种呼吸支持治疗的首要条件是呼吸道通畅。呼吸道黏膜水肿、充血,以及胃内容物误吸或异物吸入都可使呼吸道梗阻。保证呼吸道的通畅才能保证正常通气,所以是急性呼吸衰竭处理的第一步。

1.开放呼吸道

首先要注意清除口咽部分泌物或胃内反流物,预防呕吐物反流至气管,使呼吸衰竭加重。口咽部护理和鼓励患者咳痰很重要,可用多孔导管经鼻孔或经口腔负压吸引法,清除口咽部潴留物。吸引前给患者吸高浓度氧,吸引后立即重新通气。无论是直接吸引或是经人工气道吸引均需注意操作技术,管径应适当选择,尽量避免损伤气管黏膜,在气道内 1 次负压吸引时间不宜超过 10~15 秒,以免引起低氧血症、心律失常或肺不张等因负压吸引造成的并发症。此法亦能刺激咳嗽,有利于气道内痰液的咳出。对于痰多、黏稠难咳出者,要经常鼓励患者咳痰。多翻身拍背,协助痰液排出,给予祛痰药使痰液稀释。对于有严重排痰障碍者可考虑用纤支镜吸痰。同时应重视无菌操作,使用一次性吸引管,或更换灭菌后的吸引管。吸痰时可同时做深部痰培养以分离病原菌。

2.建立人工气道

当以上措施仍不能使呼吸道通畅时,则需建立人工气道。所谓人工气道就是进行气管插管,于是吸入气体就可通过导管直接抵达下呼吸道,进入肺泡。其目的是为了解除上呼吸道梗阻,保护无正常咽喉反射的患者不致误吸和进行充分有效的气管内吸引,以及为了提供机械通气时必要的通道。临床上常用的人工气道为气管插管和气管造口术后置入气管导管两种。

气管插管有经口和经鼻插管两种。前者借喉镜直视下经声门插入气管,容易成功,较为安全。后者分盲插或借喉镜、纤维支气管镜等的帮助,经鼻沿后鼻道插入气管。与经口插管比较需要一定的技巧,但经鼻插管容易固定,负压吸引较为满意,与机械通气等装置衔接比较可靠,给患者带来的不适也较经口者轻,神志清醒患者常也能耐受。需注意勿压伤鼻翼组织或堵塞咽鼓管、鼻窦开口等,造成急性中耳炎或鼻窦炎等并发症。

近年来已有许多组织相容性较理想的高分子材料制成的导管与插管,为密封气道用的气囊也有低压、大容量的气囊问世,鼻插管可保留的时间也在延长。具体对人工气道方法的选择,各单位常有不同意见,应当根据病情的需要,手术医师和护理条件的可能,以及人工气道的材料性能来考虑。肯定在 3 天(72 小时)以内可以拔管时,应选用鼻或口插管;需要超过 3 周时,当行气管造口置入气管导管;3~21 天的情况则当酌情灵活掌握。

使用人工气道后,气道的正常防御机制被破坏,细菌可直接进入下呼吸道。声门由于插管或因气流根本不通过声门而影响咳嗽动作的完成,不能正常排痰,必须依赖气管负压吸引来清除气道内的分泌物。因不能发音,失去语言交流的功能,在一定程度上会影响患者的心理精神状态,再加上人工气道本身存在着可能发生的并发症。因此人工气道的建立常是抢救急性呼吸衰竭所不可少的,但必须充分认识其弊端,慎重选择,尽力避免可能的并发症,及时撤管。

3.气道湿化

无论是经过患者自身气道或通过人工气道进行氧化治疗或机械通气,均必须充分注意到呼吸道黏膜的湿化。因为过分干燥的气体长期吸入将损伤呼吸道上皮细胞和支气管表面的黏液层,使黏膜纤毛清除能力下降,痰液不易咳出,肺不张,容易发生呼吸道或肺部感染。

保证患者足够液体摄入是保持呼吸道湿化最有效的措施。目前已有多种提供气道湿化用的温化器或雾化器装置,可以直接使用或与机械通气机连接应用。

湿化是否充分最好的标志,就是观察痰液是否容易咳出或吸出。应用湿化装置后应当记录每天通过湿化器消耗的液体量,以免湿化过量。

(三)改善二氧化碳的潴留

高碳酸血症主要是由肺泡通气不足引起,只有增加通气量才能更好地排出二氧化碳,改善高碳酸血症。现多采用呼吸兴奋剂和机械通气支持,以改善通气功能。

1.呼吸兴奋剂的合理应用

呼吸兴奋剂能刺激呼吸中枢或周围化学感受器,增强呼吸驱动、呼吸频率、潮气量,改善通气,同时氧耗量和二氧化碳的产出也随之增加。故临床上应用呼吸兴奋剂时要严格掌握适应证。

常用的药物有尼可刹米和洛贝林,用量过大可引起不良反应,近年来在西方国家几乎被淘汰。取而代之的是多沙普仑,它对末梢化学感受器和延脑呼吸中枢均有作用,增加呼吸驱动和通气,对原发性肺泡低通气、肥胖低通气综合征有良好疗效,可防止慢性阻塞性肺疾病呼吸衰竭氧疗不当所致的二氧化碳麻醉。其治疗量和中毒量有较大差距,故安全性大,一般用 0.5～2 mg/kg 静脉滴注,开始滴速1.5 mg/min,以后酌情加快,其可致心律失常,长期用有肝毒性及并发消化性溃疡。都可喜通过刺激颈动脉体和主动脉体的化学感受器兴奋呼吸,无中枢兴奋作用,对肺泡通气不良部位的血流重新分配而改善 PaO_2。都可喜不用于哺乳、孕妇和严重肝病,也不主张长期应用,以防止发生外周神经病变。

慢性阻塞性肺疾病并意识障碍的呼吸衰竭患者:临床常见大多数慢性阻塞性肺疾病患者的呼吸衰竭与意识障碍程度呈正相关,患者意识障碍后自主翻身、咳痰动作、对呼吸兴奋剂的反应均迟钝,并易于吸入感染,对此种病情,呼吸兴奋剂可明显改善通气外,也可有改善中枢神经兴奋和神志作用,从而使患者的防御功能增强,呼吸衰竭的病情亦随之好转。

间质性肺疾病、肺水肿、急性呼吸窘迫综合征等疾病:无气道阻塞但有呼吸中枢驱动增强,这种患者 PaO_2、$PaCO_2$ 常均降低。由于患者呼吸功能已增强,就不会出现应用呼吸兴奋剂的指征,且呼吸兴奋剂可加重呼吸性碱中毒的程度而影响组织获氧,故主要进行氧疗。

慢性阻塞性肺疾病并膈肌疲劳、无心功能不全、无心律失常、心率≤100 次/分的呼吸衰竭:可选用氨茶碱,其有舒张支气管、改善小气道通气、减少闭合气量,抑制炎性介质和增强膈肌、提高潮气量作用,已观察到血药浓度达 13 mg/L 时对膈神经刺激则膈肌力量明显增强,且可加速膈肌疲劳的恢复。以上的茶碱综合作用使呼吸功减少、呼吸困难程度减轻,同时由于呼吸肌能力的提高对咳嗽、排痰等气道清除功能加强,还有助于药物吸入治疗,以及对呼吸机撤离的辅助作用;剂量以5 mg/kg于 30 分钟静脉滴注使达有效血浓度,继以 0.5～0.6 mg/(kg·h)静脉滴注维持有效剂量,在应用中注意对心率、心律的影响,及时酌情减量和停用。

慢性阻塞性肺疾病、肺源性心脏病呼吸衰竭合并左心功能不全、肺水肿的患者,应先用强心利尿剂使肺水肿消退以改善肺顺应性,用抗生素控制感染以改善气道阻力,再使用呼吸兴奋剂才可取得改善呼吸功能的效果。否则,呼吸兴奋剂虽可兴奋呼吸,但增加 PaO_2 有限,且呼吸功耗氧和生成二氧化碳量增多,反而使呼吸衰竭加重。此种患者亦不应用增加心率和影响心律的茶碱类和较大剂量的都可喜。小剂量的都可喜(<1.5 mg/kg)静脉滴注后即可达血药峰值,增强通气不好部位的缺氧性肺血管收缩和增加通气好的部位肺血流,从而改善换气使 PaO_2 增高,且此种剂量很少发生不良反应,但剂量>1.5 mg/kg 时可致全部肺血管收缩,且使肺动脉压增高、右心负荷增大。

不宜使用呼吸兴奋剂的情况。①使用肌肉松弛剂维持机械通气者:如破伤风肌强直时、有意识打掉自主呼吸者。②周围性呼吸肌麻痹者:多发性神经根神经炎、严重重症肌无力、高颈髓损伤所致呼吸肌无力、全脊髓麻痹等。③自主呼吸频率>20 次/分,而潮气量不足者:呼吸频率能够增快,说明呼吸中枢对缺氧或二氧化碳潴留的反应性较强,若使用呼吸兴奋剂不但效果不佳,反而加速呼吸肌疲劳。④中枢性呼吸衰竭的早期:如安眠药中毒早期。⑤患者精神兴奋、癫痫频发者。⑥呼吸兴奋剂慎用于缺血性心脏病、哮喘状态、严重高血压及甲状腺功能亢进症患者。

2.机械通气

符合下述条件应实施机械通气:①经积极治疗后病情仍继续恶化。②意识障碍。③呼吸形式严重异常,如呼吸频率>35 次/分或<8 次/分,或呼吸节律异常,或自主呼吸微弱或消失。④血气分析提示严重通气和/或氧合障碍:PaO_2<6.7 kPa(50 mmHg),尤其是充分氧疗后仍<6.7 kPa(50 mmHg)。⑤$PaCO_2$进行性升高,pH 动态下降。

机械通气初始阶段,可给高 FiO_2(100%)以迅速纠正严重缺氧,然后依据目标 PaO_2、呼气末正压通气水平、平均动脉压水平和血流动力学状态,酌情降低 FiO_2 至 50%以下。设法维持 SaO_2>90%,若不能达到上述目标,即可加用呼气末正压通气、增加平均气道压,应用镇静剂或肌松剂。若适当呼气末正压通气和平均动脉压可以使SaO_2>90%,应保持最低的 FiO_2。

正压通气相关的并发症包括呼吸机相关肺损伤、呼吸机相关肺炎、氧中毒和呼吸机相关的膈肌功能不全。

(四)抗感染治疗

呼吸道感染是呼吸衰竭最常见的诱因。建立人工气道机械通气和免疫功能低下的患者易反复发生感染。如呼吸道分泌物引流通畅,可根据痰细菌培养和药物敏感实验结果,选择有效的抗生素进行治疗。

(五)营养支持

呼吸衰竭患者因摄入能量不足、呼吸做功增加、发热等因素,机体处于负代谢,出现低蛋白血症,降低机体的免疫功能,使感染不宜控制,呼吸肌易疲劳不易恢复。可常规给予高蛋白、高脂肪和低碳水化合物,以及多种维生素和微量元素,必要时静脉内高营养治疗。

第四节 慢性呼吸衰竭

一、病因

慢性呼吸衰竭最常见的病因是支气管、肺疾病,如慢性阻塞性肺疾病、重症肺结核、肺间质纤维化等,此外还有胸廓、神经肌肉病变及肺血管疾病,如胸廓、脊椎畸形,广泛胸膜肥厚粘连、肺血管炎等。

二、发病机制和病理生理

(一)缺氧和二氧化碳潴留的发生机制

1.肺通气不足

慢性阻塞性肺疾病时,在细支气管慢性炎症所致管腔狭窄的基础上,感染使气道炎性分泌物增多,阻塞呼吸道造成阻塞性通气不足,肺泡通气量减少,肺泡氧分压下降,二氧化碳排出障碍,最终导致 PaO_2 下降,$PaCO_2$ 升高。

2.通气/血流比例失调

正常情况下肺泡通气量为 4 L/min,肺血流量为 5 L/min,通气/血流比例为0.8。病理状态下,如慢性阻塞性肺气肿,由于肺内病变分布不均,有些区域有通气,但无血流或血流量不足,使通气/血流比例>0.8,吸入的气体不能与血液进行有效的交换,形成无效腔效应。在另一部分区域,虽有血流灌注,但因气道阻塞,肺泡通气不足,使通气/血流比例<0.8,静脉血不能充分氧合,形成动脉-静脉样分流。通气/血流比例失调的结果主要是缺氧,而不伴二氧化碳潴留。

3.弥散障碍

由于氧和二氧化碳通透肺泡膜的能力相差很大,氧的弥散力仅为二氧化碳的 1/20。病理状态下,弥散障碍主要影响氧交换,产生以缺氧为主的呼吸衰竭。

4.氧耗量增加

发热、寒战、呼吸困难和抽搐等均增加氧耗,正常人此时借助增加通气量以防止缺氧的发生。而慢性阻塞性肺疾病患者在通气功能障碍基础上,如出现氧耗量增加的因素时,则可出现严重的缺氧。

(二)缺氧对机体的影响

1.对中枢神经系统的影响

缺氧对中枢神经系统影响的程度随缺氧的程度和急缓而不同。轻度缺氧仅有注意力不集中、智力减退、定向力障碍等。随着缺氧的加重可出现烦躁不安、神志恍惚、谵妄,甚至昏迷。各部分脑组织对缺氧的敏感性不一样,以皮质神经元最为敏感,因此临床上缺氧的最早期表现是精神症状。严重缺氧可使血管通透性增加,引起脑间质和脑细胞水肿,颅内压急剧升高,进而加重脑组织缺氧,形成恶性循环。

2.对心脏、循环的影响

缺氧可使心率加快、血压升高、冠状动脉血流量增加,以维持心肌活动所必需的氧。心肌对缺氧十分敏感,早期轻度缺氧心电图即有变化,急性严重缺氧可导致心室颤动或心搏骤停。长期慢性缺氧可使心肌纤维化、硬化。肺小动脉可因缺氧收缩而增加肺循环阻力,引起肺动脉高压、右心室肥厚,最终导致肺源性心脏病、右心衰竭。

3.对呼吸的影响

轻度缺氧可通过颈动脉窦和主动脉体化学感受器的反射作用刺激通气。但缺氧程度缓慢加重时,这种反射变得迟钝。

4.缺氧对肝、肾功能和造血系统的影响

缺氧直接或间接损害肝细胞,使谷丙转氨酶升高,缺氧纠正后肝功能可恢复正常。缺氧可使肾血流量减少,肾功能受到抑制。慢性缺氧可引起继发性红细胞增多,在有利于增加血液携氧量的同时,亦增加了血液黏稠度,甚至可加重肺循环阻力和右心负荷。

5.对细胞代谢、酸碱平衡和电解质的影响

严重缺氧使细胞能量代谢的中间过程受到抑制,同时大量乳酸和无机磷的积蓄引起代谢性酸中毒。因能量的不足,体内离子转运钠泵受到损害,使钾离子由细胞内转移到血液和组织间液,钠和氢离子进入细胞内,造成细胞内酸中毒及高钾血症。

(三)二氧化碳潴留对人体的影响

1.对中枢神经系统的影响

轻度二氧化碳潴留,可间接兴奋皮质,引起失眠、精神兴奋、烦躁不安等兴奋症状;随着二氧化碳潴留的加重,皮质下层受到抑制,使中枢神经处于麻醉状态,表现为嗜睡、昏睡,甚至昏迷。二氧化碳潴留可扩张脑血管,严重时引起脑水肿。

2.对心脏和循环的影响

二氧化碳潴留可使心率加快,心排血量增加,脑血管、冠状动脉、皮下浅表毛细血管及静脉扩张,而部分内脏血管收缩,早期引起血压升高,严重时导致血压下降。

3.对呼吸的影响

二氧化碳是强有力的呼吸中枢兴奋剂,随着二氧化碳浓度的增加,通气量逐渐增加。但当其浓度持续升高至 12% 时通气量不再增加,呼吸中枢处于抑制状态。临床上 II 型呼吸衰竭患者并无通气量的增加,原因在于存在气道阻力增高、肺组织严重损害和胸廓运动受限等多种因素。

4.对肾脏的影响

轻度二氧化碳潴留可使肾血管扩张,肾血流量增加,尿量增加。严重二氧化碳潴留时,由于 pH 的下降,使肾血管痉挛,血流量减少,尿量随之减少。

5.对酸碱平衡的影响

二氧化碳潴留可导致呼吸性酸中毒,血 pH 取决于碳酸氢盐和碳酸的比值,碳酸排出量的调节靠呼吸,故呼吸在维持酸碱平衡中起着十分重要的作用。慢性呼吸衰竭二氧化碳潴留发展较慢,而肾脏的调节使血 pH 维持正常称为代偿性呼吸性酸中毒。急性呼吸衰竭或慢性呼吸衰竭的失代偿期,肾脏尚未发生代偿或代偿不完全,使 pH 下降称为失代偿性呼吸性酸中毒。若同时有缺氧、摄入不足、感染性休克和肾功能不全等因素使酸性代谢产物增加,pH 下降,则与代谢性酸中毒同时存在,即呼吸性酸中毒合并代谢性酸中毒。如在呼吸性酸中毒的基础上大量应用利尿剂,而氯化钾补充不足,则导致低钾低氯性碱中毒,即呼吸性酸中毒合并代谢性碱中毒,此型在呼吸衰竭中很常见。

三、临床表现

临床表现除引起慢性呼吸衰竭原发病的症状、体征外,主要是缺氧和二氧化碳潴留引起的呼吸衰竭和多脏器功能紊乱的表现。

(一)呼吸困难

呼吸困难是临床最早出现的症状,主要表现在呼吸节律、频率和幅度的改变。慢性阻塞性肺疾病所致的呼吸衰竭,开始只表现为呼吸费力伴呼气延长,严重时则为浅快呼吸,因辅助呼吸肌的参与可表现为点头或提肩样呼吸。并发肺性脑病、二氧化碳麻醉时,则出现呼吸浅表、缓慢,甚至呼吸停止。

(二)发绀

发绀是缺氧的典型症状。由于缺氧使血红蛋白不能充分氧合,当动脉血氧饱和度<90%时,可在口唇、指端、耳垂、口腔黏膜等血流量较大的部位出现发绀。但因发绀主要取决于血液中还原血红蛋白的含量,故贫血患者即使血氧饱和度明显降低,也可无发绀表现;而慢性阻塞性肺疾病患者由于继发红细胞增多,即使血氧饱和度轻度减低也会有发绀出现。此外发绀还受皮肤色素及心功能的影响。

(三)神经精神症状

缺氧和二氧化碳潴留均可引起精神症状。但因缺氧及二氧化碳潴留的程度、发生急缓及机体代偿能力的不同而表现不同。慢性缺氧多表现为记忆力减退，智力或定向力的障碍。急性严重缺氧可出现精神错乱、躁狂、昏迷、抽搐等症状。轻度二氧化碳潴留可表现为兴奋症状，如失眠、烦躁、夜间失眠而白天嗜睡，即昼睡夜醒；严重二氧化碳潴留可导致肺性脑病的发生，表现为神志淡漠、肌肉震颤、抽搐、昏睡甚至昏迷。肺性脑病是典型二氧化碳潴留的表现，在肺性脑病前期，即出现二氧化碳麻醉状态之前，切忌使用镇静、催眠药，以免加重二氧化碳潴留，诱发肺性脑病。

(四)血液循环系统

严重缺氧、酸中毒可引起心律失常、心肌损害、周围循环衰竭、血压下降。二氧化碳潴留可使外周浅表静脉充盈，皮肤红润、潮湿、多汗，血压升高，因脑血管扩张可产生搏动性头痛。慢性阻塞性肺疾病因长期缺氧、二氧化碳潴留，可导致肺动脉高压、右心衰竭。严重缺氧可导致循环淤滞，诱发弥散性血管内凝血。

(五)消化和泌尿系统

由于缺氧使胃肠道黏膜充血水肿、糜烂渗血，严重者可发生应激性溃疡引起上消化道出血。严重呼吸衰竭可引起肝、肾功能异常，出现谷丙转氨酶、血尿素氮升高。

四、诊断

根据患者有慢性肺部疾病史或其他导致呼吸功能障碍的疾病，如慢性阻塞性肺疾病、严重肺结核等，新近呼吸道感染史，以及缺氧、二氧化碳潴留的临床表现，结合动脉血气分析，不难作出诊断。

血气分析在呼吸衰竭的诊断及治疗中是必不可少的检查项目，不仅可以明确呼吸衰竭的诊断，并有助于了解呼吸衰竭的性质、程度，判断治疗效果，对指导氧疗、机械通气各种参数的调节，纠正酸碱失衡和电解质紊乱均有重要意义。常用血气分析指标如下。

(一)PaO_2

PaO_2是物理溶解于血液中的氧分子所产生的分压力，是决定血氧饱和度的重要因素，反映机体氧合状态的重要指标。正常值为 $12.7 \sim 13.3$ kPa（$95 \sim 100$ mmHg）。随着年龄增长 PaO_2 逐渐降低。当 $PaO_2 < 8.0$ kPa（60 mmHg）可诊断为呼吸衰竭。

(二)SaO_2

SaO_2是动脉血中血红蛋白实际结合的氧量与所能结合的最大氧量之比，即血红蛋白含氧的百分数,正常值为 $96\% \pm 3\%$。SaO_2 作为缺氧指标不如 PaO_2 灵敏。

(三)pH

pH 是反映体液氢离子浓度的指标。动脉血 pH 是酸碱平衡中最重要的指标,它可反映血液的酸碱度,正常值为 $7.35\sim7.45$。$pH<7.35$ 为失代偿性酸中毒,>7.45 为失代偿性碱中毒。但 pH 的异常并不能说明酸碱失衡的性质,即是代谢性还是呼吸性;pH 在正常范围,也不能说明没有酸碱失衡。

(四)$PaCO_2$

$PaCO_2$ 是物理溶解于血液中的二氧化碳气体的分压力。它是判断呼吸性酸碱失衡的重要指标,亦是衡量肺泡通气的可靠指标。正常值为 $4.7\sim6.0$ kPa($35\sim45$ mmHg),平均值为 5.3 kPa(40 mmHg)。$PaCO_2>6.0$ kPa(45 mmHg),提示通气不足。如是原发性的,为呼吸性酸中毒;如是继发性的,可以是由于代偿代谢性碱中毒而引起的改变。如 $PaCO_2<4.7$ kPa(35 mmHg),提示通气过度,可以是原发性呼吸性碱中毒,也可以是为了代偿代谢性酸中毒而引起的继发性改变。当 $PaCO_2>6.7$ kPa(50 mmHg)时,可结合 $PaO_2<8.0$ kPa(60 mmHg)诊断为呼吸衰竭(Ⅱ型呼吸衰竭)。

(五)HCO_3^-

HCO_3^- 是反映代谢方面的指标,但也受呼吸因素的影响,$PaCO_2$ 增加时,HCO_3^- 也略有增加。正常值为 $22\sim27$ mmol/L,平均值为 24 mmol/L。

(六)碱剩余

碱剩余只反映代谢的改变,不受呼吸因素影响。正常值为 $-3\sim+3$ mmol/L。血液偏碱时为正值,偏酸时为负值,碱剩余 $>+3$ mmol/L 为代谢性碱中毒,碱剩余 <-3 mmol/L 为代谢性酸中毒。

(七)缓冲碱

缓冲碱指 1 L 全血或 1 L 血浆中所有具缓冲作用的阴离子总和,正常值为 $40\sim44$ mmol/L。

五、治疗

(一)保持气道通畅

保持气道通畅是纠正呼吸衰竭的重要措施。

1.清除气道分泌物

鼓励患者咳嗽,对于无力咳痰或意识障碍者应加强呼吸道护理,帮助翻身拍背。

2.稀释痰液、化痰祛痰

痰液黏稠不易咳出者给予口服化痰祛痰药(如羟甲司坦 1.0 g,每天 3 次或盐酸氨溴索 15 mg,必要时用)或雾化吸入药物治疗。

3.解痉平喘

对有气道痉挛者,可雾化吸入 β_2 受体激动剂或溴化异丙托品,口服氨茶碱(或静脉滴注)、沙丁胺醇、特布他林等。

4.建立人工气道

经以上处理无效或病情危重者,应采用气管插管或气管切开,并给予机械通气辅助呼吸。机械通气的适应证:①意识障碍,呼吸不规则。②气道分泌物多而黏稠,不易排出。③严重低氧血症和/或二氧化碳潴留,危及生命[如 PaO_2 ≤6.0 kPa(45 mmHg),$PaCO_2$≥9.3 kPa(70 mmHg)]。④合并多器官功能障碍。在机械通气治疗过程中应密切观察病情,监测血压、心率,加强护理,随时吸痰,根据血气分析结果随时调整呼吸机治疗参数,预防并发症的发生。

(二)氧疗

吸氧是治疗呼吸衰竭必需的措施。

1.吸氧浓度

Ⅰ型呼吸衰竭以缺氧为主,不伴有二氧化碳潴留,应吸入较高浓度(>35%)的氧,使 PaO_2 提高到8.0 kPa(60 mmHg)或 SaO_2 在 90%以上。既有缺氧又有二氧化碳潴留的Ⅱ型呼吸衰竭,则应持续低浓度吸氧(<35%)。因慢性呼吸衰竭失代偿者缺氧伴二氧化碳潴留是由通气不足所造成,由于二氧化碳潴留,其呼吸中枢化学感受器对二氧化碳反应性差,呼吸的维持主要靠低氧血症对颈动脉窦、主动脉体化学感受器的驱动作用。若吸入高浓度氧,首先 PaO_2 迅速上升,使外周化学感受器丧失低氧血症的刺激,解除了低氧性呼吸驱动从而抑制呼吸中枢。患者的呼吸变浅变慢,$PaCO_2$ 随之上升,严重时可陷入二氧化碳麻醉状态。

2.吸氧的装置

一般使用双腔鼻管、鼻导管或鼻塞吸氧,吸氧浓度(%)=21+4×吸入氧流量(L/min)。对于慢性Ⅱ型呼吸衰竭患者,长期家庭氧疗(1~2 L/min,每天

16 小时以上),有利于降低肺动脉压,改善呼吸困难和睡眠,增强活动能力和耐力,提高生活质量,延长患者的寿命。

(三)增加通气量、减少二氧化碳潴留

除治疗原发病、积极控制感染、通畅气道等治疗外,增加肺泡通气量是有效排出二氧化碳的关键。根据患者的具体情况,若有明显嗜睡,可给予呼吸兴奋剂,常用药物有尼可刹米与洛贝林[如 5% 或 10% 葡萄糖液 300 mL+尼可刹米 0.375 g×(3～5)支,静脉滴注,每天 1～2 次]。通过刺激呼吸中枢和外周化学感受器,增加呼吸频率和潮气量以改善通气。需注意必须在气道通畅的基础上应用,且患者的呼吸肌功能基本正常,否则治疗无效且增加氧耗量和呼吸功,对脑缺氧、脑水肿、有频繁抽搐者慎用。主要适用于以中枢抑制为主、通气量不足引起的呼吸衰竭,对以肺炎、弥散性肺病变等以肺换气障碍为主的呼吸衰竭患者不宜应用。近年来,尼可刹米与洛贝林这两种药物在西方国家几乎被多沙普仑取代,此药对镇静催眠药过量引起的呼吸抑制和慢性阻塞性肺疾病并发急性呼吸衰竭有显著的呼吸兴奋作用,对于慢性呼吸衰竭患者可口服呼吸兴奋剂,都可喜 50～100 mg,每天 2 次,该药通过刺激颈动脉窦和主动脉体的化学感受器而兴奋呼吸中枢,从而增加通气量。

(四)水、电解质紊乱和酸碱失衡的处理

多种因素均可导致慢性呼吸衰竭患者发生水、电解质紊乱和酸碱失衡。

(1)应根据患者心功能状态酌情补液。

(2)未经治疗的慢性呼吸衰竭失代偿的患者,常表现为单纯性呼吸性酸中毒或呼吸性酸中毒合并代谢性酸中毒,此时治疗的关键是改善通气,增加通气量,促进二氧化碳的排出,同时积极治疗代酸的病因,补碱不必太积极。如 pH 过低,可适当补碱,先一次给予 5% 碳酸氢钠 100～150 mL 静脉滴注,使 pH 升至 7.25 左右即可。因补碱过量有可能加重二氧化碳潴留。

(3)如经利尿剂、糖皮质激素等药物治疗,又未及时补钾、补氯,则易发生呼吸性酸中毒合并代谢性碱中毒,此时除积极改善通气外,应注意补氯化钾,必要时(血 pH 明显增高)可补盐酸精氨酸(10% 葡萄糖液500 mL+盐酸精氨酸 10～20 g),并根据血气分析结果决定是否重复应用。

(五)治疗原发病

呼吸道感染是呼吸衰竭最常见的诱因,故病因治疗首先是根据敏感致病菌选用有效抗生素,积极控制感染。

六、预防

首先应加强慢性胸肺疾病的防治,防止肺功能逐渐恶化和呼吸衰竭的发生。已有慢性呼吸衰竭的患者应注意预防呼吸道感染。

七、预后

预后取决于慢性呼吸衰竭患者原发病的严重程度及肺功能状态。

第五章

消化系统急诊急救

第一节　上消化道出血

消化道出血是急诊经常遇到的诊治问题。消化道是指从食管到肛门的管道,包括胃、十二指肠、空肠、回肠、盲肠、结肠及直肠。消化道出血可因消化道本身的炎症、机械性损伤、血管病变、肿瘤等因素引起,也可因邻近器官的病变和全身性疾病累及消化道所致。

上、下消化道的区分是根据其在 Treitz 韧带的位置不同而分的。位于此韧带以上的消化管道称为上消化道,Treitz 韧带以下的消化管道称为下消化道。Treitz 韧带,又称十二指肠悬韧带,是从膈肌右角有一束肌纤维索带向下与十二指肠空肠曲相连,将十二指肠空肠固定在腹后壁。Treitz 韧带为确认空肠起点的重要标志。

上消化道出血部位指 Treitz 韧带以上的食管、胃、十二指肠、上段空肠以及胰管和胆管的出血。Treitz 韧带以下的肠道出血称为下消化道出血。本节仅讲述上消化道出血。

一、病因

(一)食管疾病

食管炎(反流性食管炎、食管憩室炎)、食管癌、食管溃疡、食管贲门黏膜撕裂症、器械检查或异物引起损伤、放射性损伤、强酸和强碱引起的化学性损伤等。

(二)胃、十二指肠疾病

消化性溃疡、急慢性胃炎(包括药物性胃炎)、胃黏膜脱垂、胃癌、急性胃扩张、十二指肠炎、残胃炎、残胃溃疡或癌、淋巴瘤、平滑肌瘤、息肉、肉瘤、血管瘤、神经纤维瘤、膈疝、胃扭转、憩室炎、钩虫病等。

(三)术后溃疡

胃肠吻合术后的空肠溃疡和吻合口溃疡。

(四)门静脉疾病

门静脉高压伴食管胃底静脉曲线破裂出血、门脉高压性胃病、肝硬化门静脉炎或血栓形成的门静脉阻塞、肝静脉阻塞(Budd-Chiari综合征)。

(五)上消化道邻近器官或组织的疾病

(1)胆道出血:胆管或胆囊结石、胆道蛔虫病、胆囊或胆管病、肝癌、肝脓肿或肝血管病变破裂。

(2)胰腺疾病累及十二指肠:胰腺脓肿、胰腺炎、胰腺癌等。

(3)胸或腹主动脉瘤破入消化道。

(4)纵隔肿瘤或脓肿破入食管。

(六)全身性疾病在胃肠道表现出血

(1)血液病:白血病、再生障碍性贫血、血友病等。

(2)泌尿系统疾病:尿毒症。

(3)结缔组织病:血管炎。

(4)应激性溃疡:严重感染、手术、创伤、休克、肾上腺糖皮质激素治疗,以及某些疾病引起的应激状态,如脑血管意外、肺源性心脏病、重症心力衰竭等。

(5)急性感染性疾病:流行性出血热、钩端螺旋体病。

二、诊断

(一)出血量的诊断

1.分类

许多国家的教科书里把出血量超过 1 000 mL/d 时称为大出血。在我国多数学者主张把出血量在 500 mL/d 称为少量出血,把 500～1 000 mL/d 称为中等量出血,超过 1 000 mL/d 时则为大出血。

2.出血量

实际上在临床工作中并不能精确地测定出血量。因为所谓呕血量,其中也会包含一部分胃液,而"黑便"仅能估计排出体外的血量,留滞肠道的积血还是个未知数。所以,一般估计失血量是用间接方法估算。即恢复血红蛋白至正常所需要的输血量就是出血量。

3.部位

一般,急速的出血且部位较高时,可引起呕血。少量出血或部位较低时,多发生黑便。如食管静脉曲张、胃溃疡等出血时常有呕血,而胃十二指肠溃疡出血多表现为黑便。

4.速度

黑便不总是柏油样的,大便颜色与出血的程度和在胃肠道滞留的时间有关。非常急速的出血时大便可呈暗红色。缓慢出血即使部位较低也可以呈黑便。

5.血尿素氮

判定出血是在十二指肠还是在结肠有困难时,检查血尿素氮有鉴别意义。如果血尿素氮正常,出血部位在结肠。而如果血尿素氮升高,为十二指肠出血。因为大量血液经过整段小肠时,会引起蛋白质大量吸收,从而导致血尿素氮升高。

(二)病史

1.危重患者

倘若出血病情危重或者发生休克,甚至意识障碍时,要全面详细地采取病史是有困难的。但是应当力求多了解到一些有用的线索,如慢性有规律的腹痛史、反酸嗳气史、慢性肝病史、饮酒或服用某种药物史等。

2.溃疡出血

绝大多数都会有长期腹痛或反酸,甚至典型的有规律性的空腹或者进食后腹痛的病史。以往反复发作的梗阻或者出血也常提示有溃疡病存在。如果过去由内镜或者 X 线钡餐检查证实有溃疡存在,对诊断更有帮助。

3.肝硬化

肝病历史,并有慢性消化道症状如厌油、腹胀、食欲不振等要怀疑有肝硬化的可能。以往的肝功能化验异常,腹胀,水肿或黄疸病史,也要警惕有食管静脉曲张出血的危险。

4.Malory-Weiss 综合征

明确的呕吐史,特别是剧烈的反复的恶心呕吐发作,常提示有 Malory-Weiss 综合征存在。

5.出血性胃炎

对于那些以往从无胃痛或者消化道症状的出血患者,如果没有肝病的证据,也没有凝血功能障碍的线索,应当多考虑为出血性胃炎或者良性肿瘤。

6.腹痛

急性出血后一般腹痛能够缓解。如果平时有慢性典型的溃疡型腹痛,在近期内突然加重,那么应当警惕有出血的可能性。一旦溃疡侵蚀了较大的血管,像胃左动脉、脾动脉或者胃十二指肠动脉时,则表现为大出血,常需采取手术方法止血。

7.药物

饮酒或者服用阿司匹林、保泰松、吲哚美辛、索米痛片或者激素等药物都会造成出血性胃炎,这种因素不仅是引起出血的直接原因,也可以是慢性溃疡病出血的诱发因素。

(三)体格检查

(1)急性消化道出血查体的重点,首先是仔细观察皮肤颜色、脉搏、血压和周围循环状况,目的是判断血液循环的变化情况。

(2)发现有肝掌和蜘蛛痣等体征,说明有肝硬化的可能。

(3)黄疸、腹壁静脉曲张、腹水、脾功能亢进等提示有肝功能失代偿及门脉高压存在。

(4)胃癌进展期常能在上腹部触及包块,但不是大出血的常见原因。

(5)皮下淤血或出血点等则是罕见的遗传性毛细血管扩张症的表现。

三、临床表现

(一)病史

胃病病史、慢性肝病史、服用非甾体抗炎药、大量酗酒、应激状态(大面积烧伤、严重创伤、脑血管意外、休克、脓毒血症、心肺功能不全)。

(二)症状

1.呕血与黑便

上消化道出血后均有黑便,如出血量很大,血液在肠内推进快,粪便亦可呈暗红色或鲜红色。如伴呕血常提示幽门以上的病变出血,但幽门以下的病变出血量大、速度快、血液也可反流入胃,引起恶心、呕吐而发生呕血。呕血多呈棕褐色、咖啡渣样。但如出血量大,未经胃酸充分混合即呕出,则为鲜红或兼有血块。应注意有少数患者在出现呕血与黑便之前即发生严重周围循环衰竭,此时进行直肠指检如发现黑便或血便则对诊断有帮助。

2.失血性外周循环衰竭

失血性外周循环衰竭是急性失血的后果,其程度的轻重与出血量及速度有关。少量出血可因机体的自我代偿而不出现临床症状。中等量以上的出血常表现为头昏、心悸、冷汗、恶心、口渴;体检可发现面色苍白、皮肤湿冷、心率加快、血压下降。大量出血可出现黑蒙、晕厥,甚至休克。应注意在出血性休克的早期血压可因代偿而基本正常,甚至一时偏高,但此时脉搏细速,皮肤苍白、湿冷。老年人大量出血可引起心、脑、肾的并发症。

3.发热

多数患者在出血后 24 小时内出现低热,常低于 38.5 ℃,持续 3～5 天降至正常。少数大量出血的患者可出现难以控制的高热,提示病情严重,原因不明,可能与失血后导致体温调节中枢的功能障碍有关。

4.氮质血症

上消化道出血后因血红蛋白在肠道被分解、吸收和肾血流量减少而导致血中尿素氮升高,24～48 小时达高峰,一般不超过 14.3 mmol/L,3～4 天降至正常。若同时检测血肌酐水平正常,出血后血尿素氮浓度持续升高或一度下降后又升高,常提示活动性出血或止血后再出血。

四、辅助检查

(一)实验室检查

(1)血常规:在出血早期,可因血管和脾脏代偿性收缩和血液浓缩,而使红细胞和血红蛋白基本正常甚至升高,一般在急性出血后 3～4 小时后开始下降,此时也应注意治疗过程中,快速大量输液造成的血液稀释对血常规结果的影响,以正确评估出血程度。血小板、白细胞可因出血后的应激反应而在短期内迅速增加。

(2)呕吐物隐血试验和粪便隐血反应强阳性。

(3)血尿素氮:出血后数小时内开始升高,24～48 小时内达高峰,3～4 天降至正常。应同时测定血肌酐浓度,以排除原有肾脏疾病。

(二)特殊检查

1.胃镜检查

胃镜检查是诊断上消化道出血最常用的准确方法,尤其是出血后 48 小时内的紧急胃镜检查更具有价值,可发现近 90% 的出血病因。除出现活动性呕血、昏迷或垂死者外,宜在积极纠正休克的同时进行紧急胃镜诊治。单纯保守的等待血压回升可能导致失去治疗的有限机会,尤其是对于活动性大出血者。对活动性出血者,胃镜检查前宜插胃管抽吸胃内积血,并以生理盐水灌洗干净以免积血影响观察。

2.X线钡餐检查

此法在急性上消化道大出血时对出血病因的诊断价值有限。早期X线钡餐检查还可能引起再出血。一般主张在出血停止和病情稳定数天后行X线钡餐检查。

3.选择性腹腔动脉造影

对于出血速度>0.5 mL/min的活动性出血,此法可能发现一些经胃镜或X线钡餐检查未能发现的出血病灶,并可在该动脉插管内滴入垂体升压素而达到止血目的。

4.放射性核素

^{99m}Tc标记红细胞扫描,注射^{99m}Tc标记红细胞后,连续扫描腹部10~60分钟,如发现腹腔内异常放射性浓聚区,则提示该处可能为出血部位。

5.剖腹探察术

少数患者经上述内科检查仍不能找到出血病灶,而又在活动性大出血者,可在积极输血和其他抗休克处理的同时行剖腹探察术,必要时还可行术中内镜检查,常可获明确诊断。

五、治疗

以经内镜治疗活动性出血,以药物提高胃内pH、促进止血反应防止再出血是上消化道出血基本治疗原则,因此所有上消化道出血的处理均应遵循3个原则:正确的内镜诊断,内镜下及时止血治疗和静脉内使用质子泵抑制剂奥美拉唑等使胃内pH升至6.0以上。

(一)病情观察

严密监测病情变化,患者应卧位休息,保持安静,保持呼吸道通畅,避免呕血时血液阻塞呼吸道而引起窒息。

(二)抗休克

积极抗休克,尽快补充血容量是最主要的措施。应立即配血,有输血指征时:即脉搏>110次/分,红细胞<3×10^{12}/L,血红蛋白<70 g/L,收缩压<12.0 kPa可以输血。在输血之前可先输入生理盐水、林格液、右旋糖酐或其他血浆代用品。

(三)胃内降温

通过胃管吸净胃内容物后,注入4 ℃的冰生理盐水灌洗而使胃降温。从而可使其血管收缩、血流减少,并可使胃分泌和消化受到抑制,出血部位纤溶酶活力减弱,从而达到止血目的。

(四)口服止血剂

消化性溃疡的出血是黏膜病变出血,采用血管收缩剂如去甲肾上腺素 8 mg 加于冰盐水 150 mL 分次口服,可使出血的小动脉强烈收缩而止血。此法不主张在老年人使用。

(五)抑制胃酸分泌和保护胃黏膜

1.常用的药物

组胺 H_2 受体拮抗剂:雷尼替丁、法莫替丁、西咪替丁;作用更强的 H^+-K^+-ATP 酶抑制剂:奥美拉唑、潘妥洛克。

2.pH 与止血

止血过程为高度 pH 敏感的生理反应,近中性的环境最有利于止血,而胃内酸性环境则阻碍止血发生,还能使已经形成的血栓溶解,导致再出血。血小板凝聚在 pH 为 7 时最为理想,低 pH 会使血凝块溶解。当 pH 为5.8时血小板无法凝集。血液凝集过程的最适 pH 为 7.0,低 pH 易使整个凝血过程受破坏。但从消化过程来讲,低 pH 是非常有利的。

3.质子泵抑制剂

抗酸药、抗胆碱药、H_2受体阻断剂等药物制酸环节单一,不能充分有效地阻止胃酸分泌,或者迅速产生耐受性,可造成胃内酸度反跳增高,难以形成理想的胃内 pH 环境。目前能使人体胃内 pH 达到 6.0 以上的静脉内使用药物是奥美拉唑,其最佳剂量为 80 mg 首剂静脉推注后,以 8 mg/h 的速度连续静脉滴注,这个剂量可使胃内 pH 迅速达到 6.0 以上。静脉推注负荷量再继以静脉输注维持,可在 20 分钟内达到治疗所要求的胃内 pH 保持平稳。

(六)内镜直视下止血

局部喷洒 5% Monsel 液(碱式硫酸铁溶液),其止血机制在于可使局部胃壁痉挛,出血周围血管发生收缩,并有促使血液凝固的作用,从而达到止血目的。内镜直视下高频电灼血管止血适用于持续性出血者。由于电凝止血不易精确凝固出血点,对出血面直接接触可引起暂时性出血。内镜下激光治疗,可使组织蛋白凝固,小血管收缩闭合,起到机械性血管闭塞或血管内血栓形成的作用。

(七)食管静脉曲张出血的非外科手术治疗

1.三腔二囊管压迫止血

三腔二囊管压迫止血是一种有效的,但仅是暂时控制出血的,非手术治疗食管静脉曲张大出血的方法,近期止血率 90%。三腔管压迫止血的并发症:①呼吸道阻塞和窒息;②食管壁缺血、坏死、破裂;③吸入性肺炎。最近对气囊进行了改良,在管腔中央的孔道内,可以通过一根细径的纤维内镜,这样就可以直接观察静脉曲张出血及压迫止血的情况。

2.降低门脉压力的药物治疗

使出血部位血流量减少,为凝血过程提供了条件,从而达到止血。不仅对静脉曲张破裂出血有效,而且对溃疡、糜烂,黏膜撕裂也同样有效。可选用的药物有血管收缩剂和血管扩张剂两种。①血管升压素及其衍生物:以垂体后叶素应用最普遍,剂量为 0.4 U/min 连续静脉滴注,止血后每 12 小时减 0.1 U/min。可降低门脉压力 8.5%,止血成功率 50%～70%,但复发出血率高,药物本身可致严重并发症,如门静脉系统血管内血栓形成,冠状动脉血管收缩等,常与硝酸甘油联合使用。②生长抑素及其衍生物:能减少门脉主干血流量 25%～35%,降低门脉压力达 12.5%～16.7%,又可同时使内脏血管收缩及抑制胃泌素及胃酸的分泌,适用于肝硬化食管静脉曲张的出血,其止血成功率 70%～87%。对消化性溃疡出血的止血效率 87%～100%。静脉缓慢推注 100 μg,继而每小时静脉滴注量为 25 μg。③血管扩张剂:不主张在大量出血时用,而认为与血管收缩剂合用或止血后预防再出时用较好。常用药物如硝酸甘油等,有降低门脉压力的作用。

3.食管静脉曲张套扎术

食管静脉曲张套扎术是内镜介入下将橡皮圈直接结扎食管曲张静脉,使其绞窄坏死,静脉闭塞,局部形成纤维瘢痕,从而根除静脉曲张,达到止血和预防食管静脉曲张破裂出血的目的,具有创伤小,对机体干扰少的特点,不减少门脉向肝血流,不加重肝功能损害,几乎所有患者都能接受本法治疗,且术后恢复快。

(八)手术治疗

1.消化性溃疡出血

严重出血经内科积极治疗 24 小时仍不止血,或止血后短期内又再次大出血,血压难以维持正常;年龄 50 岁以上,伴动脉硬化,经治疗 24 小时出血不止;以往有多次大量出血,短期内又再出血;合并幽门梗阻、穿孔,或怀疑有恶变。

2.胃底食管静脉曲张破裂出血

应尽量避免手术,仅在各种非手术疗法不能止血时,才考虑行简单的止血手术。

第二节 急性胆囊炎

急性胆囊炎是由于胆囊管梗阻、化学性刺激和细菌感染引起的胆囊急性炎症性病变,95％以上的患者有胆囊结石,称结石性胆囊炎;5％的患者无胆囊结石,称非结石性胆囊炎。其临床表现可有发热、右上腹疼痛和压痛,恶心、呕吐、轻度黄疸和血白细胞计数增多等。急性胆囊炎是仅次于急性阑尾炎的常见急腹症。多见于中年以上女性,男女之比约为 1:2。

一、病因与发病机制

急性胆囊炎的主要病因是梗阻、感染及缺血。90％的梗阻是由于胆结石嵌顿所致。此外尚有蛔虫、梨形鞭毛虫、华支睾吸虫、黏稠炎性渗出物所致梗阻及胆囊管扭转畸形、胆囊管外肿大淋巴结及肿瘤的压迫等原因所致胆囊管梗阻或胆囊出口梗阻。胆囊小结石使胆囊管嵌顿,较大结石可阻塞在胆囊颈部或胆囊壶腹部,使胆囊腔内压力渐次增高,造成严重的胆绞痛。胆囊结石阻塞胆囊颈、管部常发生于进食油腻食物后,当含脂高的食糜通过十二指肠时,十二指肠及上段空肠壁内的细胞分泌缩胆囊素,可使胆囊发生强有力的收缩,将结石推向颈管部。此外,当患者平卧或向左侧卧位时,胆囊颈管部处于最低位置,结石可滚落到颈部,随着胆囊黏膜分泌黏液,腔内压力增高,将结石嵌入颈管部造成胆绞痛发作。这可理解急性胆囊炎常可由脂肪餐诱发,或在夜间睡眠时发作。当嵌顿结石复位后,胆绞痛可突然缓解;体位的改变,或呕吐时腹内压的改变,有时可促使嵌顿结石复位。如结石持续嵌顿,随着胆囊黏膜对胆汁中水分的吸收,胆汁中有形成分浓度增高,尤其是胆汁酸盐浓度的增加,造成对胆囊壁强烈的化学刺激,使胆囊黏膜水肿和黏液分泌增加,并因胆囊排出障碍而使胆囊膨胀,囊腔内压力增高,囊壁的血管和淋巴管受压而致缺血和水肿加重;胆囊上皮细胞也因炎症损伤而释放出磷脂酶,使胆汁中的卵磷脂变成有毒性的溶血卵磷脂,从而又加重了黏膜上皮的损害,使黏膜屏障遭受破坏。胆囊炎早期以化学性炎症为主,随着病变的发展,胆囊壁缺血和黏膜损伤,胆汁淤滞,可造成继发细菌感染。致病菌多从胆道逆行进入胆囊、或血液循环或淋巴途径进入胆囊,在胆汁流出不畅时造成感染。主要是革兰阴性杆菌,以大肠埃希菌最为常见,其次有克雷伯菌、粪肠球菌、铜绿假单胞菌等。常合并厌氧菌感染。

急性胆囊炎也可在胆囊内没有结石的情况下发生,称为非结石性胆囊炎。可由胆道感染使细菌逆行侵入胆囊发生,常见于胆道蛔虫症。此外,伤寒杆菌、布鲁杆菌及梨形鞭毛虫使胆囊胆汁感染,也可引起急性胆囊炎,但较少见。胆囊排空发生障碍时,在胆汁淤滞基础上,身体其他部位的感染灶,通过血运播散到胆囊,也可引起急性胆囊炎,此种情况常见于严重创伤和大手术后。某些神经与精神因素的影响:如迷走神经切断术后、疼痛、恐惧、焦虑等,也可使胆囊排空障碍,而导致胆汁淤积,囊壁受到化学性刺激引起胆囊炎。

二、临床表现特点

(一)症状

1.腹痛

2/3 以上患者腹痛发生于右上腹,也有发生于中上腹者。如系结石或寄生虫嵌顿胆囊管引起的急性梗阻性胆囊炎,疼痛一般是突然发作,通常剧烈可呈绞痛样,多于饱餐,尤其是进食高脂肪食物后发生,也可在夜间或深夜突然发作。如短期内梗阻不能解除,则绞痛可呈刀割样,可随体位改变或呼吸运动而加剧。疼痛可放射至右肩部、右肩胛下部。当引起梗阻的结石一旦松动或滑脱,则疼痛可立即缓解或消失。急性非梗阻性胆囊炎早期,右上腹疼痛一般常不剧烈,并多局限于胆囊区,随着病情的发展,当胆囊化脓或坏疽时则疼痛剧烈,可有尖锐刺痛感,疼痛范围扩大,提示炎症加重,且有胆囊周围炎,甚至腹膜炎的可能。老年人因对疼痛敏感性降低,有时可无剧烈腹痛,甚至无腹痛症状。

2.恶心、呕吐

60%～70%的患者可有反射性恶心、呕吐,呕吐物量不多,可含胆汁,呕吐后疼痛无明显减轻。胆囊管或胆总管因结石或蛔虫梗阻者呕吐更频繁。严重的呕吐可造成脱水及电解质紊乱。

3.寒战、发热

热度与炎症范围和严重程度有关。发病初期常为化学性刺激引起的炎症,因而不发热或有低热,随着细菌在淤滞胆汁中繁殖,造成细菌性感染,炎症逐渐加重,体温随之升高。当发生化脓性或坏疽性炎症时,可出现高热。

(二)体征

患者多呈急性病容,严重呕吐者可有失水和虚脱征象。约 20% 的患者有轻度黄疸,多为胆囊炎症、肿大胆囊、结石或乏特乳头水肿阻碍胆汁排出所致。严重黄疸是胆总管结石性梗阻的重要征象。严重病例可出现周围循环衰竭征象。腹部检查可见右上腹部稍膨胀,腹式呼吸受限,右肋下胆囊区有腹肌紧张、压痛、反跳痛、墨菲(Murphy)征阳性。有 1/4～1/3 的患者在右上腹可扪及肿大的胆囊和炎性包块(胆囊炎症累及网膜及附近肠管而形成的包块)。若胆囊化脓或坏疽而致局限性腹膜炎时,则肌紧张、压痛及反跳痛更显著,呈腹肌强直表现;当腹痛、压痛、反跳痛及腹肌强直扩延至腹部其他区域或全腹时,则提示胆囊穿孔,或有急性腹膜炎、重症急性胰腺炎等并发症存在。少数患者有腹部气胀,严重者可出现肠麻痹。

急性胆囊炎经过积极治疗,或嵌顿于胆囊管中的结石发生松动,患者的症状一般于 12～24 小时后可得到改善和缓解,经 3～7 天后症状消退。如有胆囊积脓,则症状持续数周。如急性胆囊炎反复迁延发作,则可转为慢性胆囊炎。

急性非结石性胆囊炎通常在严重创伤、烧伤、腹部非胆道手术如腹主动脉瘤手术、脓毒症等危重患者中发生。其病理变化与急性结石性胆囊炎相似,但病情发展更迅速。致病因素主要是胆汁淤滞和缺血,导致细菌的繁殖且供血减少,更易出现胆囊坏疽、穿孔。本病多见于男性、老年患者。临床表现与急性胆囊炎相似,腹痛症状常因患者伴有其他严重疾病而被掩盖。因此,临床上对危重的、严重创伤及长期应用肠外营养支持的患者,出现右上腹痛并伴有发热时应警惕本病的发生。若右上腹压痛及腹膜刺激征,或触及肿大的胆囊、Murphy 征阳性时,应及时做进一步检查以明确诊断。

三、辅助检查

(一)白细胞计数

白细胞计数一般均增高。白细胞总数和病变的严重程度及有无并发症有关,如白细胞计数 $>20\times10^9/L$,且有显著核左移,应考虑并发胆囊穿孔或坏死的可能。

(二)细菌学检查

应在未使用抗生素前,先做血培养和药物敏感试验。在超声引导下细针穿刺胆囊中胆汁作细菌培养和药物敏感试验是最有价值的确定病菌的方法。

(三)B超检查

可测定胆囊和胆道大小、囊壁厚度、结石、积气和胆囊周围积液等征象,对急性胆囊炎的诊断准确率为 85%～95%。

(四)CT和MRI检查

对诊断胆囊肿大、囊壁增厚、胆管梗阻、周围淋巴结肿大和胆囊周围积液等征象有一定帮助,尤其对并发穿孔和囊壁内脓肿形成价值最大。

(五)胆道造影

对黄疸不严重、肝功能无严重损害者,可实行静脉胆道造影检查:静脉注射30%胆影葡胺 20 mL,如胆管及胆囊均显影,则可排除急性胆囊炎;胆管显影而经 4 小时后胆囊仍不显影时,可诊断急性胆囊炎;若胆管、胆囊均不显影,多数为急性胆囊炎。

(六)放射性核素扫描

对症状不典型的患者,^{99m}Tc-EHIDA 检查诊断急性胆囊炎的敏感性 97%,特异性 87%,由于胆囊管的梗阻,胆囊不显影;如胆囊显影,95% 的患者可排除急性胆囊炎。

四、诊断注意事项

(一)急性胰腺炎

右上腹急性疼痛伴发热、恶心、呕吐,体检右上腹有肌抵抗压痛,Murphy 征阳性,白细胞计数增高,B超检查有胆囊壁水肿,放射性核素扫描阳性,即可诊断为本病,如过去有胆绞痛病史,则诊断更可肯定。应注意与以下几种疾病鉴别:急性胰腺炎患者常有饮酒、暴食、腹部外伤等诱因,疼痛为持续刀割样。压痛、肌紧张、反跳痛都集中表现在中上腹部偏左部位。血、尿淀粉酶增高。胆囊结石排入胆总管并在壶腹部嵌顿时,可诱发急性胰腺炎,谓之胆石性胰腺炎。此时患者主要临床表现为急性胰腺炎,可伴发或无急性胆囊炎。B超检查和CT扫描对急性胰腺炎的诊断均有价值。

(二)溃疡病穿孔

既往病史中常有溃疡病的临床表现,如反酸、胃部不适、规律性疼痛及季节性发病的特点;而胆囊结石常表现为餐后饱胀、嗳气及脂餐诱发胆绞痛时的"胃痛"症状。两者的"胃痛"表现各有特点。溃疡病急性穿孔时腹痛为突发性上腹部剧烈胀痛,并迅速扩散至全腹,出现气腹、板状腹、移动性浊音阳性等体征;而急性胆囊炎体征多局限在右上腹部,很少发生弥漫性腹膜炎,因而急性胆囊炎发作时患者辗转不安,不断变动体位,而溃疡病穿孔时患者因疼痛而保持平卧,并拒绝改变体位。两者依据临床特点和辅助检查不难鉴别。

(三)冠心病

胆囊结石患者心血管病的发病率较高。急性胆囊炎发作时可在原来心血管病的基础上,出现暂时性心电图改变,易误诊为心绞痛或心肌梗死。而急性心肌梗死患者可有上腹部疼痛的表现;或当出现急性心力衰竭时,肝脏急性淤血肿胀,引起 Glisson 鞘的被动牵拉,导致上腹部出现疼痛、压痛、肌紧张等症状和体征,在既往有胆囊结石病史或胆绞痛病史的患者,易误诊为急性胆囊炎而行急诊手术。因此,对此类患者应常规行心电图检查。

(四)急性病毒性肝炎

急性重症黄疸型肝炎可有右上腹压痛和肌卫,发热,白细胞计数增高,诊断时应注意鉴别。

(五)其他

尚应注意鉴别的疾病有高位阑尾炎、右下肺炎或胸膜炎、右侧带状疱疹等。青年女性患者应与淋球菌性肝周围炎(Fitz-Hugh-Curitis 综合征)相鉴别,这是由于生殖器官的淋病双球菌感染扩散至右上腹,引起肝周围炎,可有发热、右上腹部疼痛,易误诊为急性胆囊炎。如妇科检查发现附件有压痛,宫颈涂片可见淋病双球菌可资鉴别;如鉴别有困难则可行腹腔镜检查,在本病可见肝包膜表面有特殊的琴弦状粘连带。膈面胸膜炎也可有胆囊区触痛,这也是 Bornholm 病(流行性胸膜痛)的特征。

五、治疗

(一)非手术治疗

1.一般处理

卧床休息,轻者可给予清淡流质饮食或暂禁食,严重病例禁食饮,并下胃管进行持续胃肠减压,避免食物及胃酸流经十二指肠时,刺激缩胆囊素的分泌。应静脉补充营养、水及电解质。

2.解痉止痛

(1)药物:可选用阿托品 0.5 mg 或山莨菪碱 10 mg 肌内注射,或硝酸甘油

0.3～0.6 mg 舌下含化;疼痛剧烈者可加用哌替啶 50～100 mg 肌内注射。

(2)针灸:针刺足三里、阳陵泉、胆囊穴、中脘、合谷、曲池,采用泻法,留针 20～30 分钟。

3.利胆药物

口服 50% 硫酸镁 5～10 mL,3 次/天;去氢胆酸片 0.25 g 或胆酸片 0.2 g, 3 次/天;消炎利胆片或利胆片亦可服用。

4.抗生素

运用抗生素是为了预防菌血症和化脓性并发症,应选择在血和胆汁中浓度 较高的抗生素。通常选用氨苄西林,克林霉素,氨基糖苷类,第二、三代头孢菌素 和喹诺酮类抗生素。因常伴有厌氧菌感染宜加用甲硝唑或替硝唑。

5.中医药治疗

用大柴胡汤加减,方剂组成:柴胡 9 g、黄芩 15 g、姜半夏 9 g、木香 9 g、广郁 金 12 g、生大黄(后下)9 g,热重加板蓝根 30 g、黄柏 9 g,有黄疸者加茵陈蒿 15 g, 待呕吐稍减后煎汤服用。

(二)手术治疗

行胆囊切除术是急性胆囊炎的根本治疗。急诊手术指征:①发病在 48～ 72 小时内者;②经非手术治疗无效或病情恶化者;③有胆囊穿孔、弥漫性腹膜 炎、并发急性化脓性胆管炎、急性重症胰腺炎等并发症者。手术方法有胆囊切除 术、部分胆囊切除术、胆囊造口术、超声导引下经皮经肝胆囊穿刺引流术(percu-taneous transhepatic gallbladder drainage,PTGD)等。

约 30% 的患者于诊断明确,经补充水、电解质和抗生素治疗后 24～48 小时 内行胆囊切除术;约 30% 的患者因一时不能确诊,则需作进一步检查;约 30% 的 患者因伴有严重心、肺或其他疾病只能先行综合性内科保守治疗;约 10% 的患 者在住院观察期间发生急性胆囊炎的并发症(胆囊积脓、气肿性胆囊炎、胆囊穿 孔等)而行紧急胆囊造瘘术,以引流脓液及去除结石,一般经 6～8 周,病情稳定 后再行择期切除胆囊。肝硬化患者比正常人群更容易发生胆囊结石。失代偿肝 硬化合并胆囊结石患者多伴有门静脉高压和凝血功能障碍,行胆囊切除术治疗 风险很高。笔者对失代偿肝硬化合并胆囊结石患者先做脾切除加经网膜右静脉 插管,埋置骨髓输注装置。做自体骨髓输注,改善肝功能。一般 3 个月后肝功能 基本恢复正常,影像学检查肝脏体积增大,肝硬化程度降低。如果患者没有胆囊 结石的症状,可以长期观察。如果胆囊结石合并胆绞痛经常发作,待肝功能重建 以后再次手术切除胆囊,手术的风险将明显降低。

第三节　急性胰腺炎

急性胰腺炎(acute pancreatitis,AP)是临床上常见的消化系统急症,是由多种原因所导致的胰酶激活,继以胰腺局部炎症反应为主要特征的疾病,病情严重者可发生全身炎性反应综合征(systemic inflammatory response syndrome, SIRS)并可伴有器官功能障碍(organ dysfunction,OD),是急诊临床工作中不可回避的问题,也是临床医学研究的热点。

一、病因

AP 的病因多样,目前认为主要有如下因素可导致 AP 的发生。

(一)胆源性疾病

胆石症是 AP 的主要病因,胆囊的形态、结石大小及数量、并发胆总管结石与否均是影响其发生的相关因素,即便直径<2 mm 的胆管微结石也可导致重症急性胰腺炎(severe acute pancreatitis,SAP)的发生。当胆总管末端因胆道结石、壶腹部结石、胆道蛔虫等原因而阻塞或导致 oddi 括约肌痉挛,胆管内压力升高,造成胆汁逆流入胰管,激活胰酶,诱发 AP。

(二)高脂血症和高钙血症

高脂血症性急性胰腺炎(hyperlipidemic acute pancreatitis,HAP)的发病率已逐步升高。高脂血症致胰腺微小血管阻塞,血清甘油三酯水解而成的游离脂肪酸引起血管内皮损伤,诱发 SAP。但血脂水平高低与 AP 严重程度无明确相关性。同时由甲状旁腺功能亢进、多发性骨髓瘤等病因导致的血钙水平异常升高可形成微小结石阻塞胰管,另一方面又刺激胰腺大量分泌,也可导致 SAP。

(三)酗酒

酗酒也是 AP 发病的主要因素。在某些地区酒精性胰腺炎发病率可达 12.07%,且易发展成 SAP。如在俄罗斯因 AP 死亡的患者中,男性患者中63.1% 和女性患者中 26.8%与酒精有关。酒精导致胰液分泌增多,腺泡分泌水、电解质大幅减少,胰液变稠,蛋白成分增加而形成蛋白栓阻塞小胰管,引起胰液分泌障碍;同时酒精刺激十二指肠乳头,导致 Oddi 括约肌水肿、痉挛、开放与收缩失调,引起胰管梗阻与高压;有时还可导致胆汁及十二指肠液反流入胰管,激活胰酶,引发胰腺自身消化,病情严重者可进展为 SAP。

(四)胰腺解剖和生理异常

胰腺分裂和 Oddi 括约肌功能障碍可见于胰腺炎患者,有学者认为 Oddi 括约肌发生功能障碍,尤其是胆管和胰管末端括约肌舒缩不同步时可导致胰液胆管逆流,严重者可导致 SAP 的发生,目前对这一情况是否可导致 AP 仍有争议。

(五)创伤

创伤性胰腺炎是继胰腺损伤后出现的一种急性非感染性胰腺炎,约占全部 SAP 的 10%,可分为创伤性和手术性,其原因如下:①对胰腺组织及腺管造成损伤,引起水肿、胰管受压梗阻或血供障碍;②创伤或手术时伴随的低血容量性休克导致胰腺血液灌注不足或微血栓形成;③手术后胰液内胰酶抑制因子减少;④内窥镜逆行胰胆管造影术时注射造影剂压力过高,引起胰管上皮和腺细胞的损伤;或导致胰管内高压,胰酶分泌受阻,与酶原颗粒在腺泡细胞内聚集,并与溶酶体融合使胰酶酶原被提前激活从而诱发 AP。

(六)药物

临床上有 500 多种药物可能会导致 AP,其中 30 多种药物已被证实可明确引起胰腺炎。大多数药物性胰腺炎是个体差异导致的,与药物剂量无明确关系。

(七)免疫系统疾病

自身免疫性胰腺炎与自身免疫异常有关,这类患者血液中往往 γ-球蛋白、IgG 水平升高,同时伴有自身抗体。急性间质型胰腺炎患者补体系统成分均下降,且与病情轻重相关。在对 SAP 的回顾性研究中,其病情严重程度与自身抗体水平相关。自身免疫性胰腺炎患者还可伴有其他自身免疫性疾病如系统性红斑狼疮、原发性硬化性胆管炎、原发性胆汁性肝硬化、干燥综合征、糖尿病等,往往激素治疗有效。

(八)其他因素

胰腺良恶性占位导致胰液引流障碍、胰管内高压等可引起 SAP,5%~14%胰腺良性或恶性肿瘤患者表现为明显特发性胰腺炎(idiopathic acute pancreatitis,IAP),精神因素、遗传因素(如胰蛋白酶原基因突变)也可导致 AP。

二、发病机制

AP 的发病机制复杂,目前主要有如下学说。

(一)胰酶自身消化

消化酶原颗粒和溶酶体在于胰腺内不同的分泌泡内,二者大量相遇时且不能被胰管内含有的少量胰蛋白酶抑制物灭活时,就会导致 AP 的发生。正常情况下胰腺组织与胰管之间存在压力差使得胰液不会倒流回胰腺组织,但当出现胆道结石梗阻或各种原因所致 Oddi 括约肌痉挛时,压力出现逆差,胆汁反流引起胰酶原位激活,导致胰腺出现自身消化,胰腺细胞的坏死进一步导致各种酶的释出,形成恶性反馈,从而导致 SAP 的发生。

(二)炎症介质和细胞因子

SAP 时胰腺细胞损伤,导致胰酶释放、单核-巨噬细胞激活、代谢产物过度刺激中性粒细胞产生大量细胞因子等可触发细胞因子等炎症介质的瀑布反应,形成全身炎症反应综合征和多器官功能障碍综合征。其中 NF-κB、IL-1、IL-6、IL-8、TNF-α、血小板活化因子等发挥着主要作用。其中 NF-κB 被认为在胰腺炎发病过程中占据了关键地位,有研究表明,IL-1、IL-6、IL-8、TNF-α 表达受到 NF-κB 的调控。动物实验也表明降低 NF-κB 的活性可抑制 AP 时炎症因子的水平减轻组织学损害并提高生率。

(三)氧化应激反应

在 SAP 时,机体内活性氧生成和抗氧化物质失衡,氧自由基增加,抗氧化能力减弱。这种失衡通过信号转导通路引起细胞的损伤,导致微血管通透性的改变,进而激活炎性细胞,加重炎性反应及诱发微循环障碍,促进胰腺及其他器官的损伤。抗氧化能力减弱还导致机体清除氧自由基能力下降,也加重胰腺损伤。

(四)胰腺腺泡凋亡

在 AP 中可见到胰腺细胞的凋亡和坏死,但随胰腺炎程度不同而不同。研究表明胰腺细胞在急性水肿型 AP 时凋亡明显,但炎症反应轻;而 SAP 中胰腺细胞凋亡程度反而较轻,但伴有大量组织坏死及脓肿形成。胰腺腺泡的凋亡指数与 SAP 的严重程度呈负相关,诱导胰腺细胞凋亡能够减轻胰腺炎的严重程度。

(五)肠道菌群异位

与"二次打击"学说正常情况下肠道内的常驻细菌,因肠道屏障的阻隔难以突破黏膜移位到肠外组织。而在 SAP 时,因心排血量减少及肠道缺血-再灌注损伤、伴随的肠道运动功能障碍,内毒素产生过多等均可导致肠黏膜屏障功能减退,从而使肠道细菌及内毒素穿过肠道屏障发生异位。同时在 SAP 时因循环中 TNF-α 和 IL-1 等水平升高,刺 IL-6 和 IL-8 等细胞因子产生,导致体内出现第一次高细胞因子血症。而异位的细菌及内毒素还可刺激巨噬细胞、中性粒细胞、肥大细胞等产生更多的细胞因子、刺激炎症介质,引起循环中第二次细胞因子高峰,造成炎症级联反应,对机体造成"二次打击",最终形成多器官功能障碍综合征(multiple organs dysfunction syndrome,MODS)。

(六)胰腺微循环障碍

胰腺小叶间血管存在丰富的弓状吻合,但胰腺小叶内由彼此独立,互不交通的多支小叶内动脉供血,因而胰腺对缺血缺氧耐受差,易缺血和坏死。微循环障碍可导致重型胰腺炎的发生。小叶内动脉起始部括约肌的痉挛和损伤在 SAP 胰腺局部缺血和胰腺微循环障碍中起关键作用;在胰腺炎中,因动脉的可逆收缩,可导致缺血-再灌注损伤,造成过量的自由基对胰腺进一步损伤;微血管通透性随之发生变化,导致胰腺组织水肿,胰周大量渗出;血液黏滞度也随之上升,进一步降低胰腺血流灌注;随后因白细胞-内皮细胞相互作用,白细胞黏附于微血管壁,微血栓形成,最后发生微循环衰竭。这种微循环障碍并非仅限于胰腺本身,胰外器官如肝脏、肺、肾、胃肠道等均可受累,这也是重症胰腺炎导致其他脏器损伤的基础。

(七)钙超载

胰腺组织自身消化也可因胰腺腺泡细胞钙超载和胰酶异常激活引起。其机制为胰腺腺泡细胞钙超载的形成及正常钙信号的破坏可导致胰酶分泌受阻,大量酶原颗粒积聚,酶原颗粒与钙离子结合,相互融合形成浓缩空泡,自噬溶酶体吞噬浓缩空泡形成自噬空泡,酶原被溶酶体激活成为有活性的胰酶;此外胰蛋白酶原活性肽与钙离子结合,导致抑制胰蛋白酶自身催化活性的作用消失,进而引起胰蛋白酶原的自身激活,启动胰腺自身恶性消化程序,导致腺泡细胞坏死,进而引起 SAP。虽然钙通道阻滞剂已用于对 SAP 的治疗,但目前仍缺乏临床随机对照试验结果支持。

三、诊断

(一)诊断标准

目前国内外指南对于 AP 的诊断标准基本相同,均认为临床确诊 AP 必须具备以下 3 项中的至少 2 项:①符合 AP 的腹痛症状;②血清淀粉酶和/或脂肪酶至少高于正常上限 3 倍;③腹部影像学检查具备 AP 的影像学特征。

对于血清脂肪酶相比淀粉酶是否可作为更好的诊断指标,目前国内和国际指南尚未统一。但需要注意的是这两项指标的高低均与 AP 的轻重程度无相关性,因此如临床表现与化验结果不符合时必须进行腹部影像学的检查以确认。

(二)影像学评估

国内外指南中对 AP 的初始影像学检查手段存在争议,但 2015 年中国 AP 多学科(MDT)共识意见(草案)(简称 2015MDT)建议入院 12 小时内行平扫 CT 确诊 AP,入院 72 小时内行增强 CT 以评估严重程度。因为 CT 可避免胃肠道积气的影响,而国内外大量研究也认为在诊断 AP 时 CT 优于腹部 B 超。同时考虑到绝大部分 AP 患者为急诊就诊,从急腹症鉴别诊断的角度而言腹部 CT 优于 B 超。

(三)局部并发症

1.急性胰周液体积聚

急性胰周液体积聚(acute peripancreatic fluid collection,APFC)发生于病程早期,表现为胰周或胰腺远隔间隙液体积聚,并缺乏完整包膜,可以单发或多发。

2.急性坏死物积聚

急性坏死物积聚(acute necrotic collection,ANC)发生于病程早期,表现为混合有液体和坏死组织的积聚,坏死物包括胰腺实质或胰周组织的坏死。

3.包裹性坏死

包裹性坏死(walled-off necrosis,WON)是一种包含胰腺和/或胰周坏死组织且具有界限清晰炎性包膜的囊实性结构,多发生于 AP 起病 4 周后。

4.胰腺假性囊肿

胰腺假性囊肿有完整非上皮性包膜包裹的液体积聚,起病 4 周后假性囊肿的包膜逐渐形成。

上述局部并发症存在无菌性及感染性两种情况。其中 ANC 和 WON 继发感染称为感染性坏死。对于上述并发症的检查方法,目前认为 CT 和 MRI 具有同样的效果。但在假性囊肿可能与胰管相通或辨别胰周积液内是否含有固态坏死组织以及脓液时,MRI 可能优于 CT。

(四)AP 严重程度的分级

目前国内及欧美国家均采用 2012 年《亚特兰大分类标准(修订版)》进行评估,分为 3 类。

1.轻症急性胰腺炎

轻症急性胰腺炎(mild acute pancreatitis,MAP)不伴有 OF 或局部并发症或全身并发症。

2.中度重症急性胰腺炎

中度重症急性胰腺炎(moderately severe acute pancreatitis,MSAP)伴有短暂 OF(48 小时以内)或局部并发症或全身并发症。

3.重症急性胰腺炎

重症急性胰腺炎(severe acute pancreatitis,SAP)伴有持续 OF($>$48 小时)。国内外指南均以改良的 Marshall 评分$\geqslant$2 作为器官功能衰竭的标准。

而日本在 2015 年采用的是日本胰腺炎严重程度评分(JPN severity score,JSS)作为 AP 严重程度分级的标准,其评估标准更为细致。而其他的常用评分标准包括 APACHE Ⅱ、Ranson、MCTSI(modified computed tomography severity index)评分、床旁 AP 严重度评分(bedside index for severity in acute pancreatitis,BISAP)评分、Balthazar CT 评级等。在这些评分标准中,APACH Ⅱ中参数众多,过程烦琐,需要具备重症监护条件方可完成;Ranson 标准以入院时和入院48 小时后患者的实验室检查指标和对液体复苏治疗的反应来判断 AP 的严重程度,操作也较为烦琐;MCTSI 和 Balthazar CT 评级则均需要具备相应的影像设备,依据影像学结果评估,患者还必须具备接受影像检查的条件。BISAP 评分则其变量少而简便易行,而且时间窗小(24 小时内),有助于早期快速评估病情。且与其他评分相比较,对于胰腺炎严重程度和脏器功能不全预测能力相当或更优,且在老年患者分型中具有较高的敏感性和特异性。而 Ranson 评分对不同年龄差异不大,CTSI 则在低龄患者中有较高的敏感性和特异性。国内的回顾性研究表明 BISAP 对 AP 的预测价值与其他传统评分相近甚至更优。且在全身并发症预测方面与 Ranson 和 MCTSI 评分相近或更优。

四、AP 的治疗

AP 治疗需要多学科的综合治疗,2015 AISP 指南指出对于 AP 的救治应在具备多学科(内镜、ICU、介入等)的医院进行,2015MDT 也提出建议成立 MDT救治小组,通过定期组织内科、外科和 ICU 等学科的会诊讨论,力争提高救治成功率。治疗的重点在不同分型中有所区别:①MAP 在病情急性期应以缓解症状、阻止病情加重为主,一旦病情改善寻找病因、防止复发;②MSAP的治疗重点则是治疗重点是有效控制炎症反应、防治并发症,密切注意 MSAP 向 SAP 演变的迹象,同时注意保护肠道功能和感染的防治;③SAP因其病情进展迅速,易出现多脏器功能衰竭(循环、呼吸和肾脏为主)治疗的重点是器官功能的维护,以及腹腔高压的处理。当疾病后期发生胰腺囊肿、感染、出血、消化道瘘等并发症时,则需要多学科的联合治疗。

(一)早期液体复苏

治疗早期液体复苏是 AP 治疗的基础。2013 IAP、2013 ACG、2015 JPN、2015 AISP 其原则概括如下。①早期补液:患者诊断一经确定即应开始,不迟于确诊后 24 小时。②推荐使用等渗乳酸林格液作为补液首选液体,生理盐水也可。③补液速度:对于心、肺、肾脏功能良好的 AP 患者,因人种不同各指南推荐补液速度差异较大,为每小时 2～10 mL/kg。最佳的液体组合可按晶体液∶胶体液＝3∶1 的比例给予。不推荐大量补液,应采取目标导向性策略,避免因容量符合过重而导致组织水肿影响脏器功能。④均强调应定时评估液体需求,均要求入院后的 24～48 小时内应定时评估液体需求。液体复苏标准中均包括尿量、血压。

2013 IAP 认为应达到以下指标之一:①心率＜120 次/分,平均动脉压＞8.7 kPa,＜11.3 kPa,每小时尿量＞0.5～1.0 mL/kg;②红细胞比容达到35％～44％。2015 JPN 则指出以平均动脉压＞8.7 kPa 和每小时尿量＞0.5 mL/kg作为判断补液是否充分的指标最为合适。2015 AISP 认为早期液体复苏的目标是尿量＞0.5 mL/(kg・h)、平均动脉压(MAP)＞8.7 kPa、心率＜120 次/分、尿素氮(BUN)＜7.14 mmol/L(如果 BUN＞7.14 mmol/L,在24 小时内下降至少 1.79 mmol/L)、血细胞比容为 35％～44％。而我国2015 MDT的标准为推荐的补液速度是 5～10 mL/(kg・h),特殊情况下可达到12 mL/(kg・h)。液体复苏的目标为患者平均动脉压 8.7～11.3 kPa,心率＜120 次/分,血乳酸显著下降,尿量＞1 mL/(kg・h),血细胞比容下降到30％～35％(满足 2 项以上)。SIRS 消失也是液体复苏成功的标志之一。

(二)SAP 患者转入重症监护室(ICU)的指征

2013 IAP 采用重症医学协会(Society of Critical Care Medicine,SCCM)指南的推荐标准作为 SAP 转入 ICU 的指征;2015 JPN 指出,凡是按照 JSS 评级标准诊断为 SAP 的患者都需转入 ICU 进行治疗。而 2013 ACG 和 2015 MDT 均指出伴有器官功能衰竭时即应进入 ICU 治疗。

(三)抗生素使用

国内外指南均不建议推荐对 SAP 及无菌坏死性 AP 患者常规预防性应用抗生素。但 2015 JSS 认为对于 SAP 及坏死性 AP 患者早期(72 小时内)预防性应用抗生素可能改善患者预后,2015 MDT 认为非胆源性 AP 不推荐预防性使用抗生素,对伴有胰腺坏死 AP 患者预防性应用抗生素可降低患者的病死率及胰腺感染的发生率。这可能是因为人种的差异导致的治疗策略差异,尚需进一步的研究以证实其合理性。应选择抗菌谱为针对革兰阴性菌和厌氧菌为主、脂溶性强的药物。推荐方案:碳青霉烯类;青霉素+β-内酰胺酶抑制剂;第三代头孢菌素+β-内酰胺酶抑制剂+抗厌氧菌药物;喹诺酮类。疗程为 7~14 天。特殊情况下可延长应用时间。国外指南不推荐应用抗真菌药物,但应注意鉴别是否存在真菌感染可能。

(四)AP 镇痛

2015 JSS 指出对于伴有持续严重疼痛的 AP 患者应积极给予止痛处理,但并未使用何种药物止痛给出建议。而我国《重症急性胰腺炎中西医结合指南(2014 年,天津)》及 2015 MDT 均推荐使用盐酸哌替啶镇痛,而不建议吗啡或者胆碱能受体拮抗剂,前者会收缩壶腹乳头括约肌,后者则会诱发或加重肠麻痹。

(五)质子泵抑制剂、蛋白酶抑制剂和生长抑素

有研究显示质子泵抑制剂对不会产生影响 AP 的临床进程,故 2015 AISP 不推荐使用。对于蛋白酶抑制剂和生长抑素,多项研究也表明没有降低患者死亡率的作用。故国外指南均不推荐使用,仅 2015 JSS 认为蛋白酶抑制剂(甲磺酸加贝酯)在重症患者可以持续高剂量静脉给药,但尚需进一步评估效果。2015 MDT 从病因学的角度出发推荐使用上述药物。上述药物是否确切有效尚需进一步的临床 RCT 研究以证实。

(六)营养支持

国内外指南均推荐在 AP 早期尽早启动肠内营养,对于轻型 AP 患者,推荐只要临床症状好转,便可经口进食,且推荐患者早期经口进食。对于 MSAP 患者,推荐肠内营养以防止肠道黏膜萎缩及肠道菌群失调,从而预防感染并发症的发生。若条件允许应在入院 48h 之内给以肠内营养,国内指南建议入院 3~5 天内即开始,最晚不超过 1 周。肠内营养的途径建议首选通过内镜引导或 X 线引导下放置鼻空肠管,其耐受性较好,鼻胃管因部分患者存在胃流出道梗阻的情况有可能导致反流。2105 JSS 则不推荐使用鼻胃管。

（七）胆源性胰腺炎处理

国内外指南对于胆源性 AP 的治疗目前意见基本一致。

（1）ERCP 的指征和时间：伴有急性胆管炎或者持续胆管梗阻的 AP 患者，应在入院 24 小时内行急诊 ERCP（或＋EST）；不伴有胆管炎或者无胆管梗阻的患者，无早期行 ERCP 的必要。如怀疑伴有胆总管结石但无胆道梗阻表现的患者，应行 MRCP 或超声内镜检查，而不建议行诊断性 ERCP。为避免高危患者出现 ERCP 相关的术后 SAP，可行胰管支架和/或术后直肠给予非甾体抗炎药（NSAID）栓剂。

（2）对于伴有胆囊结石的轻型胆源性 AP 者，当次住院期间即应行胆囊切除术。

（3）重症胆源性 AP 患者，应待炎症缓解，胰周液体积聚消退或者推迟 6 周后再行胆囊切除术以减少感染的发生率。

（八）高脂血症性急性胰腺炎

AP 并静脉乳糜状血或血甘油三酯＞11.3 mmol/L 可明确诊断，需要短时间降低甘油三酯水平，尽量降至 5.65 mmol/L 以下。这类患者要限用脂肪乳剂，避免应用可能升高血脂的药物。治疗上可以采用小剂量低分子肝素和胰岛素，或血脂吸附和血浆置换快速降脂。

（九）细针穿刺活检

2013 推荐细针穿刺活检（fine-needle aspiration，FNA）作为一种安全有效且能够准确鉴别无菌坏死性胰腺炎和感染坏死性胰腺炎的方法。但因 FNA 存在一定的假阴性结果（12％～25％），故 2013 IAP、2015 JSS 均不推荐 FNA 诊断感染坏死性胰腺炎。目前国内指南推荐通过临床症状（如持续高热）、血中炎症标志（如降钙素原（PCT）、C-反应蛋白（CRP）的升高以及影像学检查（如 CT 表现为胰周积气，"气泡征"）等判断感染坏死性胰腺炎。

（十）腹腔高压和/或腹腔间隔室综合征

MSAP 和 SAP 患者可合并腹腔间隔室综合征（intra-abdominal hypertension，IAH/abdominal compartment syndrome，ACS），当腹内压（intra-abdominal pressure，IAP）＞2.7 kPa 时常伴有新发器官功能衰竭，是 MSAP 或 SAP 死亡的重要原因之一。IAP 可经导尿管膀胱测压法测定。对于 MSAP 和 SAP 患者应密切监测腹腔压、腹腔灌注压以及脏器功能的变化；限制液体输入，如出现循环不足表现，应及早使用升压药物以维持腹腔灌注压和限制液体入量；接受机械通气的患者应根据 IAH 的变化调整机械通气的参数;降低空腔脏器量,包括胃肠道减压及导泻。镇痛镇静以降低腹壁肌肉张力、使用肌松剂及床边血滤减轻组织水肿,B 超或 CT 引导下腹腔内与腹膜后引流减轻腹腔压力。不建议在 AP 早期将 ACS 作为开腹手术的指征,只有在 IAP 持续＞3.3 kPa 并伴有新发的脏器功能不全,且非手术措施治无效时,需经多学科讨论后方可谨慎进行开腹减压手术。

(十一)后期并发症的处理

建议以非手术治疗为主,采用介入、内镜、肠内营养等手段,如效果不佳可考虑手术治疗。

1.胰腺假性囊肿

大多数胰周液体积聚和坏死物积聚可在发病数周后自行消失,无菌的假性囊肿和坏死物包裹大多可自行吸收而无须干预。少数直径＞6 cm 且有胃肠道压迫症状,影响肠内营养或进食者,或继发感染者、或经持续观察直径增大者,可考虑微创穿刺引流或外科手术治疗,外科治疗方法以腹腔镜下手术或开腹手术的内引流手术为主。

2.胰周血管并发症

大约 20％的 AP 患者可形成脾静脉血栓导致远期出现胰源性门脉高压,可行脾切除手术。3.4％～10％的 AP 病例中会出现炎性动脉假瘤,可导致腹腔或囊肿内出血,一线治疗手段为腹腔动脉造影＋动脉栓塞。

3.胰瘘以非手术治疗为主

非手术治疗包括禁食水、空肠营养、应用生长抑素等或内镜下治疗。大多数过 3～6 个月的引流可恢复。胰管完全断裂的可考虑手术治疗。

4.消化道瘘

以十二指肠瘘和直肠瘘最为常见。前者通过空肠营养,保持消化液引流通畅,通常不需要手术可自愈。而直肠瘘因腹腔污染严重,往往需要手术治疗。

五、中医药对 AP 的作用

中医药在 AP 治疗中的作用越来越受到重视,在西医基础上联合中医药治疗可显著提高疗效。中医认为 AP 病性以里、实、热证为主。病位在脾、胃、肝、胆,并涉及心、肺、肾、脑、肠,现代中医学者认为其治疗应以“益气养阴、清热解毒、活血化瘀、通里攻下”为治疗原则。其治疗应辨证论治及辨证施治并随症状加减用药。如丹参制剂可用于改善 AP 时的急性微循环障碍。中药灌胃、肠:生大黄 15 g,胃管内灌注或直肠内滴注,每天 2 次。可有效防止肠功能衰竭及细菌移位,提高临床疗效,减少并发症,降低死亡率。动物实验发现针灸治疗可以降低 AP 时促炎因子的水平,临床研究也已表明可改善患者胃肠道功能。腹部外敷芒硝、金黄散(金黄膏)也可起到保护胰腺,减少渗出的作用。现有的研究已表明中药复方制剂在 AP 中可抑制炎症细胞因子释放、改善微循环、清除氧自由基及抑制胰酶分泌,从而促进胰腺炎的恢复。但目前大部分研究中多数都是复方制剂,仍需进行大量的基础及临床研究来揭示在 AP 治疗中有效的重要单体成分及其作用机制。中医药在防治胰腺炎的作用必将随着对 AP 发病机制研究的不断深入,而起到越来越重要的作用。

第六章

内分泌系统急诊急救

第一节　垂　体　危　象

　　垂体危象是指垂体功能减退症的应激危象,又称为垂体卒中。遇到应激状态(感染、创伤、手术等)而未经正规治疗或治疗不当时,则可能诱发代谢紊乱和器官功能障碍。

　　垂体危象的临床表现多样。垂体分为腺垂体、神经垂体或前叶后叶,分泌多种激素,调节神经内分泌网络,故影响是全身性的,因受损部位和程度不同而产生多种类型。腺垂体分泌多种促激素,如促甲状腺激素、促肾上腺皮质激素、促性腺激素及生长激素。神经垂体贮存和释放神经内分泌激素,如抗利尿激素、催产素。以上激素的减少则影响应激反应、生长生殖、身心发育、物质与能量代谢。

一、病因

　　垂体危象的主要病因依次为垂体肿瘤、席汉综合征、颅咽管瘤、松果体瘤,以及脑瘤手术或放射治疗以后。

(一)垂体肿瘤

　　垂体肿瘤占颅内肿瘤的 10% 以上,多为良性,但瘤体生长、浸润损伤正常脑组织。垂体瘤多位于腺垂体部分,可分为功能性、非功能性两大类,功能性者如嗜酸细胞瘤,因生长激素增多而引起巨人症、肢端肥大症;催乳素腺瘤引起闭经泌乳症或男性阳痿;促肾上腺皮质激素腺瘤引起库欣综合征;促甲状腺激素腺瘤引起垂体性甲状腺功能亢进症。当垂体腺瘤破坏、挤压正常垂体腺或手术、出血、坏死时则致垂体危象或垂体卒中。无功能垂体瘤压迫正常脑组织产生多种功能低下症,如垂体性侏儒症、尿崩症、视交叉损害的偏盲、癫痫、脑积水等。

(二)颅咽管瘤

颅咽管瘤为较常见的先天性肿瘤,好发于蝶鞍之上,囊性,压迫视神经交叉而发生偏盲,压迫下丘脑或第三脑室引起脑积水、尿崩症或其他垂体功能障碍,是儿童期垂体危象的常见原因。

(三)席汉综合征

席汉综合征见于产科大出血、弥散性血管内凝血。产科大出血常因胎盘前置、胎盘残留、羊水栓塞、产后宫缩无力、产褥热(感染)所致,此时继发垂体门脉系统缺血、血管痉挛,从而使得孕期增大的垂体梗死、功能减退,表现为乏力、怕冷、低血压、性器官和乳房萎缩等,若遇诱因则可能出现急性垂体卒中或典型席汉综合征。本症常有基础病或伴发病,如糖尿病、系统性红斑狼疮、某些贫血、高凝状态、下丘脑-垂体发育异常,也见于甲状腺炎、萎缩性胃炎等自身免疫疾病。

(四)其他病因

其他病因如中枢神经系统感染、颅脑外伤、脑卒中等疾病引起垂体功能减退或衰竭。

二、临床表现

患者在发病前多已有性腺、甲状腺、肾上腺皮质功能减退的症状与体征,如面色苍白,皮肤色素减少,消瘦,产后缺乳,头发及阴毛、腋毛脱落,闭经,性欲减退,生殖器及乳房萎缩,怕冷,反应迟钝,虚弱乏力,厌食、恶心,血压降低等。本病起病急骤,大多数患者在应激或服用安眠镇静药情况下发病,少数患者则可由于使用甲状腺激素治疗先于肾上腺皮质激素,代谢率增加使肾上腺皮质功能减退进一步加重。在诱发因素作用下,患者易于发生意识不清和昏迷。临床表现有多种类型,其中以低血糖型为多见,患者每于清晨空腹时发病,感到头晕、出汗、心慌,精神失常,癫痫样发作,最后进入昏迷。感染引起者,患者高热,瞬即显现神志不清、昏迷,多伴有血压降低甚至休克。低体温型,多发生于冬季,严重者体温可＜30 ℃,是甲状腺功能减退所致。患者皮质醇不足,对水负荷后的利尿反应较差,因此在饮水过多或进行水试验时容易引起水中毒,表现为恶心、呕吐、烦躁不安、抽搐、昏迷等。垂体卒中起病突然,患者感到剧烈头痛,恶心、呕吐,视力减退以致失明,继而意识障碍以至昏迷,多有脑膜刺激征,脑脊液检查可发现红细胞、含铁血黄素、蛋白质增高等;患者在起病前已有肢端肥大症、库欣综合征、纳尔逊综合征等临床表现与体征,但在无功能的垂体肿瘤则可缺如。垂体肿瘤或糖尿病视网膜病变等需做垂体切除治疗的患者,术后可因局部损伤、出血和垂体前叶功能急剧减退以致昏迷不醒。患者可有大小便失禁,对疼痛刺激仍可有反应,血压可以正常或偏低,如术前已有垂体前叶功能不全和/或手术前后有水、电解质平衡紊乱者则更易发生。

三、实验室检查

本病涉及多种内分泌功能改变,个体临床表现不同,故实验室检查也因人、因病而异,但总以血液检验和影像检查为主。颅脑 CT、MRI 可见垂直肿瘤或其他占位性病变;席汉综合征者可见垂体坏死、萎缩,以蝶鞍部明显(表 6-1)。

表 6-1　垂体危象鉴别

激素缺乏类型	临床特点	实验室检查
促甲状腺激素	怕冷、呆滞、黏液水肿	促甲状腺激素↓,促肾上腺皮质激素释放激素负荷试验无反应
促肾上腺皮质激素	低血糖、低血压、乏力	促肾上腺皮质激素↓、皮质醇↓、尿 17-羟皮质醇↓
促性腺激素	性器官萎缩、性功能低下	血酮↓、雌二醇↓、孕酮↓、催乳素↓、卵泡刺激素↓、黄体生成素↓
生长激素	低血糖、发育迟滞	生长激素↓
抗利尿激素	烦渴、多饮、多尿、低比重尿,继发脱水电解质紊乱	抗利尿激素↓,血、尿的渗透压↓

四、治疗

(一)一般治疗

防治感染、创伤,心理调节,劳逸适度,饮食平衡、二便通畅,防治并发症,处理相关疾病。

(二)垂体功能不足的替代疗法

酌情补充靶组织激素,尤其注意防止肾上腺皮质功能减退或肾上腺危象。①肾上腺皮质激素替代:常用氢化可的松 5 mg/d,一般于早晨 8 时口服,并注意昼夜曲线,应激状态时加量,严重低血压者可加用醋酸去氧皮质酮 1 mg/d;②甲状腺激素替代:选用干甲状腺片,小量开始,首日 4～10 mg,逐渐增至最佳量 60～120 mg/d;③性激素替代,育龄妇女可用雌激素-孕激素人工周期疗法,男性用丙睾酮 25 mg,每周 1～2 次,或十一酸睾酮(长效)250 mg,每月肌内注射 1 次,促性腺释放激素戈那瑞林，每次 0.1~0.2 mg，静脉滴注或喷鼻；④其他激素替代，儿童生长激素缺乏，可用基因重组生长素0.10 U/kg皮下注射，治疗持续1年左右。尿崩症则要补充抗利尿激素、升压素0.2~0.5 mL，每周肌内注射1次。

(三)垂体危象的抢救

垂体危象的抢救常用肾上腺皮质激素和甲状腺素进行治疗，经 1 周病情稳定，继续激素维持治疗，同时治疗原发病(如脑瘤)、诱因(如感染)、相关病(贫血、风湿性疾病、甲状腺炎、糖尿病、下丘脑-垂体发育异常)。垂体危象一般勿用加重病情的药物如中枢神经抑制药、胰岛素、降糖药。因感染诱发者，于抗感染的同时加大肾上腺皮质激素用量。具体措施：①静脉注射高渗葡萄糖，以纠正低血糖。50%葡萄糖溶液 40~60 mL静脉注射，继以 10%葡萄糖盐水静脉滴注维持，并依病情调整滴速。②静脉滴注氢化可的松或其他肾上腺皮质激素，氢化可的松用量可达 300 mg 以上，适用于肾上腺皮质功能不足、水中毒、体温过低等多种类型。③甲状腺素口服、鼻饲或保留灌肠，尤其适用于水中毒型、低温型、低钠型或混合型。常用甲状腺干片每天 3~5 片。左甲状腺素为人工合成品，可供口服或静脉滴注，首剂200~500 mg。④维持水与电解质平衡，失钠型常用生理盐水纠正脱水、补充钠盐；水中毒型补充甲状腺素、利尿、脱水，同时酌情补充糖和多种激素。⑤高热型，常有感染、创伤等诱因，或常在激素替代时发生，应紧急处理，包括物理降温、正确补充多种激素等综合措施。

第二节　甲状腺功能减退危象

甲状腺功能减退危象简称甲减危象，又称黏液性水肿昏迷，是甲状腺功能减退失代偿期的严重表现。病情重笃，危及生命，且症状复杂多变。

一、病因

常见病因来自甲状腺病变(慢性淋巴细胞性甲状腺炎等)和垂体-下丘脑病变，多种诱因促发危象。

(一)甲状腺病变

成人自身免疫性甲状腺炎常见慢性淋巴细胞性甲状腺炎(桥本甲状腺炎)，

血中存在大量自身抗体,攻击、破坏甲状腺组织,可经历甲状腺炎、甲状腺功能亢进症、甲状腺功能正常,后期出现甲减,甚至黏液性水肿,或合并恶性贫血。此外,甲状腺肿瘤切除或放射性碘治疗后或颈部肿瘤放射治疗后,先天性甲状腺发育障碍或缺如,或硫脲类药物过量等因素也促发甲减。

(二)垂体下丘脑病变

引起继发性甲减、垂体病变,使得促甲状腺激素分泌不足,下丘脑病变可使甲状腺激素释放激素分泌不足,均可影响甲状腺素分泌。

(三)诱因

甲减可能是一个漫长的病理过程,在诱因作用下,甲状腺功能衰竭出现危象,常见诱因有受寒、用药不当(镇静药促发)、手术、感染、创伤等。

二、临床表现

患者多为老年女性,好发于冬季,表现为嗜睡、昏迷,体温过低(<33 ℃),生命体征微弱,多种反射消失。一般患者表现为精神神经异常、代谢和体温调节障碍,以及诱因和甲减表现。患者有面色苍黄、皮肤粗糙、唇厚鼻宽、舌大外置、表情呆滞、反应迟钝等甲减表现,可有肺炎、传染病、卒中、外伤等相关病症。

三、实验室检查

(一)甲状腺功能检查

实验室检测血清甲状腺素明显降低。血清促甲状腺激素低下提示垂体下丘脑病变引起继发性甲减,而促甲状腺激素升高提示原发性甲减。放射核素检查具有诊断价值,但可影响甲状腺功能,故应少用于甲减;如甲状腺吸碘率、甲状腺扫描均可能影响甲状腺功能。

(二)血液一般检查和生化检查

红细胞和血细胞比积下降,白细胞计数减少、核右移。低血糖、低血钠,血清酶可升高,血气分析显示二氧化碳潴留、低氧血症。

(三)心电图检查

心电图示心动过缓、低电压、QT 延长、ST-T 改变,超声心动图显示心脏增大或心包积液。

四、治疗

宜早诊早治,争取 1～2 天内好转。若 24 小时后不能逆转病情,则预后较差,病死率颇高。

(一)补充甲状腺素

选用快速作用的甲状腺素制剂三碘甲状腺原氨酸 100 μg 静脉注射,然后静脉滴注维持,每6 小时 5~15 g,直至患者清醒后改为口服,但其药源紧张。也可选用左甲状腺素,首剂200~500 μg 静脉注射,以后间歇给药,用量减少。甲状腺片口服也有效,但因甲减危象时 T_4 转化为 T_3 较为缓慢,延缓了生效时间。

(二)控制感染、消除诱因

多选用广谱抗生素,并注意心、肝、肾功能监测。

(三)其他抢救措施

(1)氧气疗法,保持气道通畅,危重者采用机械通气。

(2)补充肾上腺皮质激素,氢化可的松 50~100 mg 静脉注射,每 4~6 小时1 次,患者清醒后递减或停用。

(3)纠正低血压可用少量间羟胺、去甲肾上腺素或多巴胺,同时心电监护,及时防治心律失常。

(4)补充营养,调节水、电解质和酸碱平衡,适当补充葡萄糖、B 族维生素、氯化钠或能量合剂。

第三节　甲状腺危象

甲状腺功能亢进症(简称甲亢)的患者由于某些诱因,以致原有症状急性加重,常达到有生命危险的程度,称甲状腺危象。绝大部分患者表现为异常烦躁或昏迷、高热、大汗、极度心动过速和呕吐、腹泻等,如不及时抢救,可导致死亡。

一、诱因及发病机制

(1)内科所见的甲状腺危象最多为感染所诱发,其次为情绪激动、精神创伤等应激情况所致。这两个因素,一方面可使甲状腺激素分泌骤然增多,另一方面由于身体处于应激状态,可引起儿茶酚胺释放增多,组织对甲状腺激素的反应增加,导致甲亢症状突然增重。危象多出现于感染或精神刺激的高峰阶段。另外,甲亢治疗过程中,症状未缓解,就突然停用抗甲状腺药物,也可使甲状腺激素释放增多,引起危象。

(2)外科所见的甲状腺危象几乎都是甲状腺手术后或其他手术所诱发,其中多数是在术前甲亢没有得到很好控制的情况下,也有的是因为在进行其他手术前,忽视了甲亢的存在。手术的刺激及术中过分挤压甲状腺,而使大量甲状腺激素急剧地排入血液中去,使血清甲状腺激素格外升高,同时由于应激,组织对甲状腺激素的敏感性增加,所以容易使甲亢症状突然增重,而引起危象。手术因素诱发的危象多出现在术后第 1~2 天。

(3)在进行放射性核素碘(^{131}I)治疗过程中发生的甲状腺危象,多是甲状腺显著肿大或病情较重,在治疗前未预用抗甲状腺药物者,用^{131}I 治疗后,可发生放射性甲状腺炎,致甲状腺激素释放增多入血,而引起危象。危象多出现在治疗后 1~2 周中。

(4)妊娠期甲亢控制不好,而处于分娩时,由于身体处于应激状态,可引起儿茶酚胺释放增多,组织对甲状腺激素的反应增加,导致甲亢症状突然增重,从而引起危象。

近年来,许多学者观察到,甲状腺危象患者血清 T_3 及 T_4 并不比一般的甲亢(没有危象)者为高,所以不支持甲状腺危象是由于过多 T_4 或 T_3 生成所引起的这一学说。甲亢患者体内组织中儿茶酚胺的受体数目增多,因而导致心脏及神经系统对血循环中的儿茶酚胺过度敏感。甲亢患者血清 T_4 及 T_3 与 TBG 结合的能力降低,游离 T_4(FT_4)及 T_3(FT_3)增多。故目前认为甲状腺危象的发生是各种因素综合作用引起的。

二、临床表现及特征

甲状腺危象的临床表现是原有的甲亢症状突然加重。特征性的是代谢率高度增高及过度肾上腺素能反应症状:高热同时有大汗。这一特征有别于退热时才出汗的感染性疾病的高热患者。甲状腺危象的临床表现如下。

(一)高代谢率及高肾上腺素能反应症状

(1)高热:体温升高一般都在 40 ℃上下,常规退热措施难以收效。

(2)心悸:气短、心率显著加快,一般在 160 次/分以上,脉压显著增宽,常有心律失常(心房颤动、心动过速)发生,抗心律失常的药物往往不奏效。有的可出现心力衰竭。

(3)全身多汗、面色潮红、皮肤潮热。

(二)消化系统症状

消化系统症状常见于食欲减退、恶心、呕吐、腹泻,严重时可出现黄疸,多以直接胆红素增高为主。

(三)神经系统症状

极度乏力,烦躁不安,最后可导致脑细胞代谢障碍而陷入谵妄,甚至昏迷。

(四)不典型表现

不典型的甲亢患者发生甲状腺危象,不具备以上症状和体征,如淡漠型甲亢患者发生甲状腺危象的表现如下。

(1)表情淡漠、迟钝、嗜睡,甚至呈木僵状态,体质虚弱、无力,消瘦甚或恶病质,体温一般仅中度升高,出汗不多,心率不太快,脉压小。

(2)一些患者仅以某一系统症状加重为突出表现。①以神经系统症状为主:烦躁不安、谵妄,甚至昏迷;②以循环系统症状为主:心率极度增快、心力衰竭;③以消化系统症状为主:食欲减退、恶心、呕吐、腹泻。死亡原因多为高热脱水、休克,严重的水、电解质紊乱以及心力衰竭等。

三、诊断及鉴别诊断

(一)诊断

(1)有明确甲亢病史或典型甲亢表现的患者,在有诱因的情况下,突然出现下列症状和体征,就可诊为甲状腺危象:①烦躁不安、谵妄或昏迷;②高热同时有大汗,一般退热措施难以收效;③心率极度增快、超过160次/分,常伴有心房颤动或心动过速,抗心律失常的药物常不奏效;④恶心、呕吐、腹泻。甲状腺危象中的绝大多数患者靠病史、症状和体征即可作出诊断,只有极少数不典型的甲亢患者需要进一步做甲状腺功能检查才可肯定诊断。

(2)实验室检查主要为甲状腺激素的测定。甲状腺摄^{131}I率、甲状腺B超和甲状腺核素扫描在甲状腺危象时不作为一线检查指标。检测血、尿常规、便常规、血生化、电解质、心电图等相关项目。

(二)鉴别诊断

因甲状腺危象有明确的甲亢病史、明显的症状和体征,较少有其他疾病被误诊为甲状腺危象的,但常被误诊为其他疾病。误诊的大部分都是以某一系统表现为主的或淡漠型的甲亢患者中,既未问出甲亢病史,甲状腺肿大和眼征也不明显者。

（1）以高热、大汗和白细胞计数增高为主要表现者，常被当成重症感染。这时应注意到高热为持续性，一般退热措施不显，高热同时有大汗，心率异常增快，脉压加大以及起病即有烦躁等与重症感染一般规律不同的征象，就会想到甲状腺危象的可能。

（2）以快速性心律失常、心力衰竭和烦躁为主要表现者，有的因患者年龄较大、脉压大和心肌缺血的心电图改变，而被当成冠心病合并心力衰竭。这时应注意到第一心音增强，胆固醇偏低，扩冠药、强心苷和抗心律失常的药物疗效不佳等与冠心病一般规律不符的情况，多能考虑到甲状腺危象。

（3）以食欲减退、恶心、呕吐、腹泻为主要表现者，常被误为急性胃肠炎。危象的吐泻多不伴腹痛，溏便居多，便中无红、白细胞，吐泻的同时有高热、大汗、脉压增大，一般能与急性胃肠炎鉴别。

（4）以昏睡、显著消瘦、黄疸为主要表现者，有时被误为肝脏病引起的昏迷。如果检查未发现常见的肝硬化的皮肤改变、门脉高压的表现，黄疸指数、谷丙转氨酶升高和清蛋白降低的程度和肝脏大小又不符合急性重型肝炎，甲胎蛋白、转肽酶和肝脏触诊又不支持肝癌，这时应进一步检查甲状腺激素，以免将甲状腺危象漏诊。

目前也经常用积分法来诊断甲状腺危象。如表 6-2。

表 6-2　甲状腺危象的诊断标准

观察项目	分数	观察项目	分数
体温（℃）		心率（次/分）	
37.2	5		
37.8	10	99～109	5
38.3	15	110～119	10
38.9	20	120～129	15
39.4	25	130～139	20
≥40	30	≥140	25
中枢神经系统症状		充血性心力衰竭	
无	0	无	0
轻（焦虑）	10	轻度（脚肿）	5
中度（谵妄、精神病、昏睡）	20	中度（双侧肺底湿润）	10
重度（癫痫、昏迷）	30	重度（肺水肿）	15
消化系统症状		心房纤颤	
无	0	无	0

续表

观察项目	分数	观察项目	分数
中度(腹泻、恶心/呕吐、腹痛)	10	有	10
重度(不能解释的黄疸)	20	诱因	
		无	0
		有	10

注:分数≥45甲状腺危象;分数25~44危象前期;分数<25无危象。

四、甲状腺危象预防

甲状腺危象是可危及患者生命的急重病症,对甲亢患者应注意预防危象的发生。有效地、满意地控制甲亢是防止甲状腺危象发生的最主要措施。

(1)积极进行合理的抗甲亢治疗,向患者说明治疗的必要性和重要性,坚持定期服药,避免产生以为症状缓解,而自行停药或怕麻烦不坚持用药的现象,避免因突然停药后出现"反跳"现象而诱发甲状腺危象。

(2)指导患者了解有关药物治疗常见的不良反应及药物性甲减,以便及时发现及时得到处理,并嘱患者定期门诊复查血常规、肝功能、甲状腺激素水平,在医师指导下调整服药剂量,避免并发症的发生,促进早日康复。

(3)在高代谢状态未能改善以前,患者可采用高蛋白、高热量饮食,除糖类外,可食用牛奶、豆浆、瘦肉、鸡蛋、鱼、肝等食物,在两餐基本饮食之间可加牛奶、豆浆、甜食品。禁食含碘食物,如海带。患者出汗多,丢失水分多,应保证足够的饮料,平时不宜喝浓茶、咖啡等刺激性饮料。

(4)预防并积极治疗感染。如已发生,应在积极抗感染治疗中,严格注意危象的征兆。

(5)指导患者了解加重甲亢的有关因素,尤其是精神愉快与身心疾病的关系,避免一切诱发甲状腺危象的因素,如感染、劳累、精神创伤,以及未经准备或准备不充分而手术等。

(6)指导患者学会进行自我心理调节,增强应对能力,并注意合理休息,劳逸结合;同时也向患者家属提供有关甲亢的知识,让家属理解患者的现状,多关心、爱护和支持患者。

(7)行甲状腺次全切除术治疗者术前准备要充分,严格掌握手术时机。术后两天之内,应严密观察病情变化,可遵医嘱补充适量的糖皮质激素,并做好甲状腺危象的急救准备。

（8）对于甲亢病情较重或甲状腺肿大明显的患者在给予^{131}I治疗前,应先应用抗甲状腺药物,待病情较平稳后再给^{131}I治疗,治疗后的1～2周中需注意观察危象征兆,并勿挤压甲状腺,防止大量甲状腺激素突然释放入血,从而引起甲状腺危象。

五、急诊处理

一旦发生危象则需积极抢救。

(一)抑制甲状腺激素合成

此项措施应在甲状腺危象确诊后最先立即进行。首选丙硫氧嘧啶,首次剂量600 mg口服或经胃管注入。如无丙硫氧嘧啶时可用等量甲巯咪唑60 mg。继用丙硫氧嘧啶200 mg或甲巯咪唑20 mg,1次/6～8小时,每天3～4次,口服,待症状减轻后改用一般治疗剂量。还可用丙硫氧嘧啶或甲巯咪唑与心得安和琥珀酸氢化可的松(50 mg),三者合用,每6小时1次,可加强抑制T_4转变为T_3。

(二)抑制甲状腺激素释放

服丙硫氧嘧啶后1～2小时再加用口服复方碘溶液(即卢戈氏液,含碘5%),首剂2～3 mL(30～45滴),以后每6～8小时2 mL(30滴),至危象消失为止。不能口服者由直肠注入,紧急时注射复方碘溶液4～12 mL(溶于1 000 mL 0.9%的盐水中),24小时内,或用12.5%的碘化钠0.5～1.0 g加入5%的葡萄糖生理盐水500 mL中静脉滴注12～24小时,以后视病情逐渐减量,一般使用3～7天停药。如患者对碘剂过敏,可改用碳酸锂0.5～1.5 g,每天分3次口服,连服数天。

(三)抑制组织中 T_4 转换为 T_3 和/或抑制 T_3 与细胞受体结合

丙硫氧嘧啶、碘剂、β受体阻滞剂和糖皮质激素均可抑制组织中T_4转换为T_3。

1.碘剂

如甲状腺危象是由于甲状腺炎或应用过量甲状腺激素制剂所致,用碘剂迅速抑制T_4转换为T_3比抑制甲状腺激素合成更重要。而且,大剂量碘剂还可抑制T_3与细胞受体结合。

2.β受体阻滞剂

如无哮喘或心功能不全,应加用普萘洛尔30～50 mg,每6～8小时口服1次,对控制心血管症状的效果显著,必要时可稀释1～2 mg缓慢静脉注射,视需要可间歇给3～5次。可在心电图监护下给药。

3.氢化可的松

此药除抑制T_4转换为T_3、阻滞甲状腺激素释放、降低周围组织对甲状腺激素的反应外,还可增强机体的应激能力。用200～400 mg 氢化可的松加入5%～10%葡萄糖盐水中静脉滴注,以后用100 mg 每6～8 小时 1 次。

(四)降低血甲状腺激素浓度

在上述常规治疗效果不满意时,可选用血液透析、腹膜透析或血浆置换等措施迅速降低血甲状腺激素浓度。一般说来,患者血清甲状腺激素水平不太高,极个别患者需用血液透析术或腹膜透析法以去除过高的血清甲状腺激素。

(五)抗交感神经药物

如有严重的心力衰竭及哮喘时不宜用普萘洛尔,可用利血平 1～2.5 mg 肌内注射,每6～8 小时 1 次。

(六)支持治疗

(1)应监护心、肾、脑功能,迅速纠正水电解质和酸碱平衡紊乱,静脉输液,补充足够的葡萄糖、热量和多种维生素等,维持水与电解质平衡。

(2)积极治疗诱发因素,必要时给予抗生素、抗过敏药物及加强手术后的护理等。去除诱因,防治基础疾病是预防危象发生的关键。尤其要注意积极防治感染和做好充分的术前准备。出现心力衰竭时,应给予吸氧,使用利尿剂及洋地黄制剂。

(七)对症治疗

1.高热者给予物理降温

必要时,可用中枢性解热药,如对乙酰氨基酚等,但应注意避免应用乙酰水杨酸类解热剂(因其可使 FT_3、FT_4 升高)。必要时可试用异丙嗪、哌替啶各 50 mg 静脉滴注。

2.镇静剂

安定口服或肌内注射;亦可用冬眠药物。苯巴比妥钠是最好的镇静剂,它使 T_4 及 T_3 分解代谢增快,使其活性降低,最终使血清 T_4 及 T_3 水平降低。

3.降温

乙醇擦浴或冰袋冷敷,必要时进行冰水灌肠,与冬眠药物合用。

(八)预防再发

待危象控制后,应根据具体病情,选择适当的甲亢治疗方案,并防止危象再次发生。

(九)护理

(1)严密观察病情变化,注意血压、脉搏、呼吸、心率的改变,观察神志、精神状态、腹泻、呕吐、脱水的改善情况。

（2）保持环境的安静、安全，嘱患者绝对卧床休息，室内光线不宜太强，以免影响患者休息。

（3）加强精神心理护理，解除患者精神紧张，给予安慰解释。应指导患者家属避免紧张情况，多给予患者情绪上的支持。

（4）手术后密切注意脉搏、血压、呼吸和体温改变，警惕发生危象，一旦出现，应立即采取措施，并报告有关医师。

（5）高热患者应迅速降温：①降低室内温度；②头敷冰帽；③大血管处放置冰袋；④遵医嘱采用人工冬眠。

（6）迅速建立静脉输液途径，并按医嘱完成治疗任务。

（7）给予高热量饮食，鼓励患者多饮水，饮水量每天为 2 000～3 000 mL，昏迷者给予鼻饲饮食，注意水、电解质平衡。

（8）呼吸困难、发绀者给予半卧位、吸氧（2～4 升/分）。

（9）对谵妄、躁动者注意安全护理，使用床挡，防止坠床。

（10）昏迷者防止吸入性肺炎，防止各种并发症的发生。

第四节　肾上腺危象

肾上腺危象亦称急性肾上腺皮质功能不全，是由于肾上腺皮质功能急性衰竭，皮质醇和醛固酮绝对或相对缺乏所致的内科急症。临床表现主要为高热（或无发热）、恶心、呕吐、失水、低血压、意识障碍以至昏迷，如能及时抢救，可挽救患者生命，否则多以死亡告终。肾上腺危象可发生于原有肾上腺皮质功能不全的基础上，亦可发生于肾上腺皮质功能良好的情况下。

一、分类

（一）发生于肾上腺皮质功能减退基础上

（1）慢性原发性肾上腺皮质功能不全，或一些先天性肾上腺皮质疾病如先天性肾上腺皮质发育不全等所致的肾上腺皮质功能不全，在感染、手术、创伤、过劳、大汗、呕吐、腹泻等应激状态下，机体需要肾上腺皮质激素的量增加，或在肾上腺皮质激素替代治疗过程中药物中断，均可使体内肾上腺皮质激素不能适应机体需要,从而诱发危象。

（2）垂体前叶减退症所导致的继发性肾上腺皮质功能不全在应激状态下未能及时补充肾上腺皮质激素,部分患者可能由于在皮质激素治疗之前使用甲状腺激素,或甲状腺激素剂量过大,从而使肾上腺皮质激素转换及代谢增速,以致体内肾上腺皮质激素不足。

（3）双侧肾上腺全切除、次全切除或一侧切除但对侧明显萎缩者,术后如未能及时予以合理的皮质激素替代治疗,易于在感染或劳累等应激状态下诱发危象。

（4）长期使用大剂量肾上腺皮质激素治疗的患者,在药物突然中断或撤退过速时,由于垂体-肾上腺皮质轴受外源性皮质激素长期反馈抑制,以致不能分泌足够的肾上腺皮质激素而导致危象。

（二）发生于肾上腺皮质功能良好基础上

1.败血症

严重败血症可引起肾上腺危象,称华-弗综合征,是由于双侧肾上腺皮质出血、坏死所致。常见的致病菌为脑膜炎奈瑟菌,其次为流感嗜血杆菌、A族溶血性链球菌、金黄色葡萄球菌等。败血症所致的双侧肾上腺坏死可能为过度的促肾上腺皮质激素刺激和血液供应不足导致的,另外可能与弥散性血管内凝血所致的肾上腺皮质出血和坏死有关。

2.抗凝治疗

在肝素、双香豆素及其衍生物的治疗过程中,可引起双侧肾上腺皮质出血,多见于老年人。

3.肾上腺静脉血栓形成

临床较少见,可发生于产后和严重烧伤患者。

4.其他

白血病、癌转移、肾上腺静脉造影和癫痫持续状态,均可导致双侧肾上腺出血及坏死。

二、诊断

（一）临床表现特点

肾上腺危象大多起病急骤,患者表现出明显的疲乏、头痛、恶心、呕吐,常伴腹泻、腹痛,肋脊角疼痛及压痛。由抗凝剂治疗所致者多于用药 7 天后发病,开始时感腹部不适、腹胀,继而剧烈腹痛伴腹肌紧张。肾上腺静脉血栓形成所致者,常突然剧烈腹痛,疼痛位于患侧脐旁肋缘下约 7 cm 处,腹部柔软。体温可达

40 ℃以上,为病情严重征象,但少数亦可体温不升高。除继发于垂体功能减退者外,患者表现为失水,皮肤干燥、弹性差,舌干;严重者机体失水总量达 3 L 以上,以至循环衰竭、血压下降、少尿、无尿、肾功能减退、血尿素氮增高。血糖降低,患者常因此而导致抽搐。由于神经中枢代谢和功能受损,患者表现极度软弱、烦躁,进而淡漠、嗜睡,最后进入昏迷。严重败血症所致者,病情进展迅速,很快进入休克状态,常有皮肤瘀斑和出血点。少数肾上腺危象患者呈亚急性经过,开始时患者感疲乏、神志淡漠或烦躁不安,逐渐进入极度虚弱状态,最后出现虚脱和昏迷。

(二)实验室检查特点

大多数肾上腺危象患者可有电解质紊乱和低血糖。由于皮质醇和醛固酮不足使肾脏储钠功能和自由水排出障碍,远端小管排钾、氢和铵功能降低,出现低血钠、高血钾和轻度酸中毒,血清钠和钾比值可由正常的 30:1 降至 25:1 以下。部分患者可出现轻度血钙升高;脱水和肾小球滤过功能降低可出现肾前性氮质血症,血尿素氮升高。嗜酸性粒细胞计数常 $>0.3 \times 10^9$/L,提示肾上腺皮质激素不足。血皮质醇测定低于 275.9 nmol/L(10 μg/dL)或人工合成促肾上腺皮质激素试验血浆皮质醇较治疗前升高少于193.1 nmol/L(7 μg/dL),或绝对值低于 496.6 nmol/L(18 μg/dL),24 小时尿 17-羟皮质醇低于 10 mg,提示肾上腺皮质储备功能低下。

(三)诊断要点和鉴别诊断

根据病史、临床表现以及有低血糖、低血钠、高血钾、嗜酸性粒细胞增多和皮质醇、醛固酮不足的实验室依据,可考虑本病,如血皮质醇浓度水平降低、肾上腺皮质储备功能低下则诊断可以成立。本病应注意与尿毒症昏迷、肝昏迷、糖尿病酮症酸中毒昏迷和糖尿病非酮症高渗性昏迷等鉴别。根据病史、临床特点和实验室检查,鉴别诊断多无困难。患者血皮质醇多升高,而肾上腺危象血皮质醇则降低。使用抗凝剂治疗的心肌梗死患者,由于双侧肾上腺皮质出血所致肾上腺危象需与心肌梗死所致的病情恶化鉴别。后者多无剧烈腹痛,腹肌不紧张,而且有血清天冬氨酸氨基转移酶增高和心电图异常等表现,血皮质醇不降低。

三、治疗

本病为内科严重急症,一经临床诊断即需进行抢救,不必等待血皮质醇等检验结果出来。治疗包括纠正水、电解质紊乱,补充足够的皮质激素,治疗诱发因素和抗休克。

(1)抽取血标本测定皮质醇、醛固酮、钾、钠、钙、血尿素氮、肌酐、血糖以及嗜酸性粒细胞直接计数后,立即给予 5% 葡萄糖氯化钠液或生理盐水静脉滴注。开始第 1 小时可给予 1 000 mL,第 2~4 小时给予 1 000 mL,以后可根据尿量、血细胞比容、血电解质情况适当调整滴注速度。第 1 天的补液量需达到 3 000~5 000 mL。对老年及伴有心肺功能不全的患者进行补液时宜监测中心静脉压。如体重增加,皮肤有可陷性压痕,纠正血容量后尿量不增加,血清钠显著降低,中心静脉压升高,应警惕水中毒。此时应注意输入液量,必要时要限制水分输入。肾上腺危象的低血钠经补充生理盐水和皮质激素后多可纠正,不宜输入高渗盐水和高渗溶液,以免加重细胞脱水。

(2)有条件者可于开始治疗的同时做人工合成促肾上腺皮质激素试验。方法是于第 1 个 1 000 mL 液体中加入人工合成促肾上腺皮质激素 50 μg、地塞米松 10 mg,在 60 分钟内均匀滴入,于治疗前及滴注后 30、60 分钟分别取血测定皮质醇浓度。

(3)如不做人工合成促肾上腺皮质激素试验者,可给予氢化可的松治疗。开始用琥珀酸氢化可的松 100 mg 静脉注射,继以氢化可的松 200~400 mg 加入补液中(浓度为 1 000 mL 液体中加入氢化可的松 100 mg)静脉滴注 24 小时。盐皮质激素一般不必应用。

(4)血压下降,主要为纠正血容量,必要时可输注全血、血浆、人血清清蛋白等。如补充血容量后收缩血压仍低于 9.3 kPa(70 mmHg),可使用间羟胺或去甲肾上腺素。

(5)每 2 小时监测血钾、钠、血糖、二氧化碳结合力等。治疗前的轻至中等度的低血钠、高血钾等给予 5% 葡萄糖生理盐水、皮质激素等治疗后多能纠正。如血钾高于 6.5 mmol/L,可给予 1.25% 或 2.5% 碳酸氢钠 50~100 mmol(4.2~8.4 g),多能有效地降低血钾和改善心律失常。迅速纠正血容量和应用皮质激素后,患者有足够的尿量排出时,可发生低血钾,应密切注意和及时补充。低血糖者静脉注射 50% 葡萄糖液 40~60 mL,随后以 5% 葡萄糖氯化钠液维持治疗。

(6)有条件时可做血气分析了解酸碱平衡紊乱情况后进行治疗。轻度至中等度的酸中毒经上述治疗后能很快得以纠正,如血 pH<7.2 或 HCO_3^- 低于 10 mmol/L,可给予碳酸氢钠纠正。

(7)有感染者使用有效抗生素治疗。体温达 40 ℃ 或以上者,应给予物理降温,使体温降至 39 ℃ 左右。使用抗凝剂治疗所致者可用鱼精蛋白。华-弗综合征的发病与弥散性血管内凝血有关,除使用抗生素外,可根据弥散性血管内凝血情况给予肝素治疗。

(8)肾上腺危象多于治疗后 24 小时病情趋向稳定。治疗第 2 天以后的液体入量可根据患者失水情况、尿量、血压等予以调整,一般仍可给予 2 000～3 000 mL。如患者开始清醒,呕吐停止,可给予牛奶、肉汁、糖水、果汁等流质饮食,少量多餐,每 4 小时 1 次,可减少补液量。氢化可的松使用可按前 1 天的总量每天减少 30%～50%给予,或根据病情改为肌内注射或口服,逐渐减至氢化可的松每天 20～30 mg 或可的松每天 25～37.5 mg 的维持剂量以替代治疗。根据病情需要,必要时还需补充盐皮质激素。

第五节　低血糖危象

低血糖危象是由多种原因引起的糖代谢紊乱,致血糖水平降低的一种反应。因血糖下降速度过快、血糖水平过低或个体对低血糖的耐受性较差,患者可突然出现神经系统和心血管系统异常,严重者可造成死亡。

一、病因与发病机制

(一)病因

凡有食物摄入不足,肝糖原贮存减少,糖原异生障碍或胰岛素分泌过多,拮抗胰岛素的激素分泌相对或绝对减少等原发病者,遇有延长进食时间、饮酒、剧烈运动、寒冷、月经来潮、发热等促发因素,均可导致低血糖危象的发生。

产生低血糖危象的原因很多,最常见的是功能性胰岛 B 细胞瘤分泌过多的胰岛素所致。少数是由于非胰腺的中胚叶肿瘤(如某些纤维瘤、纤维肉瘤、平滑肌瘤等,约 80%发生于腹腔内)产生有胰岛素活性的物质(如胰岛素样生长因子)过多,也有因应用胰岛素或口服降糖药物过量或酒精中毒引起。

(二)发病机制

正常人血浆葡萄糖维持在一个较恒定的水平,24 小时内波动范围很少超过 2.8 mmol/L(50 mg/dL)。这种葡萄糖内环境的稳定是通过多种激素及酶来维持的。血循环中的葡萄糖是细胞特别是脑细胞能量的主要来源,而脑细胞贮存葡萄糖较少,主要依靠血中葡萄糖随时供给。中枢神经系统每分钟大约需要葡萄糖 100 mg,即每小时 6 mg 或每天 144 g,超过了肝脏可动员的糖原贮存量。如果血中完全没有葡萄糖时,脑内贮备的葡萄糖只需 10～15 分钟即被消耗完。当低血糖症状反复发作并历时较久时,可使脑细胞变性及脑组织充血、坏死。大脑皮质、中脑、延脑活动受抑制,皮层下中枢包括基底节、下丘脑及自主神经中枢相继受累而发生躁动不安、神志不清、痉挛及舞蹈样动作,患者有心动过速、脉搏细弱、瞳孔散大、呼吸浅快、血压下降,甚至发生强直性惊厥,最后进入昏迷。

二、诊断

(一)临床表现

临床症状与血糖下降速度、持续时间长短、个体反应性及基础疾病有关。通常血糖下降越明显、持续时间越久、下降速度越快,器质性疾病越严重,临床症状越明显。

1.交感神经兴奋及肾上腺素分泌增多的症状

在低血糖发生早期或血糖下降速度较快时,可出现面色苍白、腹痛、晕厥、震颤等交感神经兴奋症状。

2.中枢神经系统症状

轻者仅有烦躁不安、焦虑,重者出现语无伦次,视力障碍,精神失常,定向力丧失、痉挛、癫痫样小发作,偶尔可发生偏瘫。如低血糖严重而持久时则进入昏迷,各种反射均消失,最后死亡。新生儿及婴儿低血糖表现以惊厥为重。上述两组症状可先后发生,也可同时出现,但往往以某一组症状较为突出。也可以第一组症状不明显,而很快出现第二组症状而发生昏迷。

(二)辅助检查

(1)血糖危象发作时血糖多低于 1.12 mmol/L(20 mg/dL),甚至更低,个别情况下可测不出。

(2)血浆胰岛素:血浆胰岛素水平高低与血糖水平有关。正常人空腹血浆胰岛素值不超过 24 mU/L,当空腹血糖低于 2.8 mmol/L(50 mg/dL)时血浆胰岛素值常低于 10 mU/L;空腹血糖低于 2.2 mmol/L(40 mg/dL)时,空腹血浆胰岛素值常低于 5 mU/L(5 μU/mL)。血浆胰岛素与血糖比值[血胰岛素(mU/L)/血糖(mmol/L)]正常人<0.3,比值>0.3 时怀疑高胰岛素血症;比值>0.4 提示胰岛 B 细胞瘤。而胰岛 B 细胞瘤、异位胰岛素分泌瘤患者,血浆胰岛素水平高,即在低血糖危象发作时其胰岛素水平也不降低。有人提出:血浆胰岛素(μU/mL)×100]/血糖(mmol/L)-30,正常情况下其数值<50;如果数值

＞50为可疑；如数值＞150，则对胰岛 B 细胞瘤有诊断意义。

（3）口服葡萄糖耐量试验：将该试验延长至 4～5 小时，有可能出现低血糖，对诊断有意义。

（4）激发试验：胰岛素释放试验中胰岛素高峰超过 150 μU/mL；胰高血糖素试验血浆胰岛素水平超过 260 μU/mL；亮氨酸试验血浆胰岛素水平上升超过 40 μU/mL，对低血糖诊断有意义。但上述这些激发试验均有假阳性和假阴性出现，仅能作为辅助诊断。

三、急救措施

一经确诊低血糖危象，应立即静脉给予葡萄糖，以尽量减少低血糖对神经系统的损害。其具体措施如下。

（1）患者意识尚清楚者，可口服糖水或含糖饮料，如严重而持久的意识丧失或有抽搐者，应立即静脉注射 50% 葡萄糖 60～100 mL，若仍未改善，可重复注射；然后给予 10% 葡萄糖 500～1 000 mL，持续静脉滴注，直到患者清醒为止。若为心、肺、肝、肾功能减退者，可鼻饲糖水。

（2）严重低血糖危象发作，若无肝脏疾病，可给予 0.1% 肾上腺素 0.5 mL 皮下注射，以促进糖原分解，减少肌肉利用葡萄糖，提高血糖浓度；也可给予胰高血糖素 1～2 mg 肌内注射，以加强糖原分解，刺激肾上腺素分泌。如因肾上腺皮质功能低下引起的低血糖危象，经上述处理仍不清醒者，可给予氢化可的松 100～300 mg 静脉滴注，抑制胰岛素分泌，增加糖原异生。如因垂体危象、甲状腺危象、肾上腺危象所致低血糖危象，除补充葡萄糖外，还应给予相应激素的替代治疗。

（3）针对病因治疗，如行肿瘤切除手术，不能手术者行药物或放射治疗等。

第六节　糖尿病酮症酸中毒

糖尿病酮症酸中毒为最常见的糖尿病急症，是由于体内胰岛素缺乏引起的以高血糖、高血酮和代谢性酸中毒为主要表现的临床综合征。当代谢紊乱发展至脂肪分解加速、血清酮体积聚超过正常水平时称为酮血症。当酮酸积聚而发生代谢性酸中毒时称为酮症酸中毒，常见于 1 型糖尿病患者或 B 细胞功能较差的 2 型糖尿病患者伴应激时。

一、病因

糖尿病酮症酸中毒发生在有糖尿病基础之上,在某些诱因作用下发病。糖尿病酮症酸中毒多见于年轻人,1 型糖尿病易发,2 型糖尿病可在某些应激情况下发生。发病过程大致可分为代偿性酮症酸中毒与失代偿性酮症酸中毒两个阶段。诱发糖尿病酮症酸中毒的原因有以下几种。

(一)急性感染

以呼吸、泌尿、胃肠道和皮肤的感染最为常见。伴有呕吐的感染更易诱发。

(二)胰岛素和药物治疗中断

这是诱发糖尿病酮症酸中毒的重要因素,特别是胰岛素治疗中断。有时也可因体内产生胰岛素抗体致使胰岛素的作用降低而诱发。

(三)应激状态

糖尿病患者出现精神创伤、紧张或过度劳累、外伤、手术、麻醉、分娩、脑血管意外、急性心肌梗死等。

(四)饮食失调或胃肠疾病

严重呕吐、腹泻、厌食、高热等导致严重失水,过量进食含糖或脂肪多的食物,酗酒,或每天糖类摄入过少(<100 g)。

(五)不明病因

发生糖尿病酮症酸中毒时往往有几种诱因同时存在,但部分患者可能找不到明显诱因。

二、发病机制

主要病理基础为胰岛素相对或绝对不足、拮抗胰岛素的激素(胰高血糖素、皮质醇、儿茶酚胺类、生长激素)增加及严重失水等,因此产生糖代谢紊乱,血糖不能正常利用,导致血糖增高、脂肪分解增加、血酮增高、继发性酸中毒及水电解质平衡失调等一系列改变。本病发病机制中各种胰岛素拮抗激素相对或绝对增多起重要作用。

(一)脂肪分解增加、血酮增高与代谢性酸中毒的出现

糖尿病酮症酸中毒患者脂肪分解的主要原因有:①胰岛素的严重缺乏,不能抑制脂肪分解。②糖利用障碍,机体代偿性脂肪动员增加。③生长激素、胰高血

糖素和糖皮质激素的作用增强,促进脂肪的分解。此时因脂肪动员和分解加速,大量脂肪酸在肝经氧化生成乙酰辅酶 A。正常状态下的乙酰辅酶 A 主要与草酰乙酸结合后进入三羧酸循环。糖尿病酮症酸中毒时,由于草酰乙酸的不足,使大量堆积的乙酰辅酶 A 不能进入三羧酸循环,加上脂肪合成受抑制,使之缩合为乙酰乙酸,再转化为 β 羟丁酸、丙酮,三者总称为酮体。与此同时,胰岛素的拮抗激素作用增强,也成为加速脂肪分解和酮体生成的另一个主要方面。在糖、脂肪代谢紊乱的同时,蛋白质的分解过程加强,出现负氮平衡,血中生酮氨基酸增加,生糖氨基酸减少,这在促进酮血症的发展中也起了重要作用。当肝内产生的酮体量超过了周围组织的氧化能力时,便引起高酮血症。

病情进一步恶化将引起:①组织分解加速。②毛细血管扩张和通透性增加,影响循环的正常灌注。③抑制组织的氧利用。④先出现代偿性通气增强,继而 pH 下降,当 pH＜7.2 时,刺激呼吸中枢引起深快呼吸(Kussmaul 呼吸),pH＜7.0时,可导致呼吸中枢麻痹,呼吸减慢。

(二)胰岛素严重缺乏、拮抗激素增高及严重脱水

当胰岛素严重缺乏和拮抗激素增高时,糖利用障碍,糖原分解和异生作用加强,血糖显著增高,可超过 19.25 mmol/L,继而引起细胞外高渗状态,使细胞内水分外移,引起稀释性低钠。一般来说,血糖每升高 5.6 mmol/L,血浆渗量增加 5.5 mmol/L,血钠下降 2.7 mOsm/L。此时,增高的血糖由肾小球滤过时,可比正常的滤过率[5.8～11 mmol/(L·min)]高出 5～10 倍,大大超过了近端肾小管回吸收糖[16.7～27.8 mmol/(L·min)]的能力,多余的糖由肾排出,带走大量水分和电解质,这种渗透性利尿作用必然使有效血容量下降,机体处于脱水状态。此外,由此而引起的机体蛋白质、脂肪过度分解产物(如血尿素氮、酮体、硫酸、磷酸)从肺、肾排出,同时厌食、呕吐等症状,都可加重脱水的进程。在脱水状态下的机体,胰岛素利用下降与反调节激素效应增强的趋势又必将进一步发展。这种恶性循环若不能有效控制,必然引起内环境的严重紊乱。

(三)电解质失衡

因渗透性利尿作用,从肾排出大量水分的同时也丢失 K^+、Na^+ 和 Cl^- 等离子。血钠在初期可由于细胞内液外移和排出增多而引起稀释性低钠,但若失水超过失钠程度,血钠也可增高。血钾降低多不明显,有时由于糖尿病酮症酸中毒时组织分解增加使大量细胞内 K^+ 外移而使测定的血钾不低,但总体上仍以低钾多见。

三、临床表现

绝大多数糖尿病酮症酸中毒见于1型糖尿病患者,有使用胰岛素治疗史,且有明显诱因,小儿则多以糖尿病酮症酸中毒为首先症状出现。一般起病急骤,但也有逐渐起病者。早期患者常感软弱、乏力、肌肉酸痛,是糖尿病酮症酸中毒的前驱表现,同时糖尿病本身症状也加重,常因大量尿糖及酮尿使尿量明显增加,体内水分丢失,多饮、多尿更为突出,此时食欲缺乏、恶心、呕吐、腹痛等消化道症状及胸痛也很常见。老年有冠心病者可并发心绞痛,甚至伴发心肌梗死及心律失常或心力衰竭等。由于糖尿病酮症酸中毒时心肌收缩力减低,每搏输出量减少,加之周围血管扩张,血压常下降,导致周围循环衰竭。

(一)严重脱水

皮肤黏膜干燥、弹性差,舌干而红,口唇樱桃红色,眼球下陷,心率增快,心音减弱,血压下降,并可出现休克及中枢神经系统功能障碍,如头痛、神志淡漠、恍惚,甚至昏迷。少数患者可在脱水时出现上腹部剧痛、腹肌紧张、腹部压痛,酷似急性胰腺炎或外科急腹症,胰淀粉酶亦可升高,但非胰腺炎所致,与严重脱水和糖代谢紊乱有关,一般在治疗2~3天后可降至正常。

(二)酸中毒

可见深而快的Kussmaul呼吸,呼出气体呈酮味(烂苹果味),但患者常无呼吸困难感觉,少数患者可并发呼吸窘迫综合征。酸中毒可导致心肌收缩力下降,诱发心力衰竭。当pH<7.2时,中枢神经系统受抑制,出现倦怠、嗜睡、头痛、全身痛、意识模糊和昏迷。

(三)电解质失衡

早期低血钾常因病情发展而进一步加重,可出现胃肠胀气、腱反射消失和四肢麻痹,甚至有麻痹性肠梗阻的表现。当同时合并肾功能损害,或因酸中毒致使细胞内大量K^+进入细胞外液时,血钾也可增高。

(四)其他

肾衰竭时少尿或无尿,尿检出现蛋白尿、管型尿;部分患者可有发热,病情严重者体温下降,甚至降至35℃以下,这可能与糖尿病酮症酸中毒时血管扩张和循环衰竭有关;尚有少数患者可因6-磷酸葡萄糖脱氢酶缺乏而产生溶血性贫血或黄疸。

四、实验室检查

(一)尿糖、尿酮检查

尿糖、尿酮强阳性,但当有严重肾功能损害时,由于肾小球滤过率减少而导致肾糖阈增高时,尿糖和尿酮亦可减少或消失。

(二)血糖、血酮检查

血糖明显增高,多高达 16.7～33.3 mmol/L,有时可达 55.5 mmol/L 以上;血酮体增高,正常<0.6 mmol/L,>1.0 mmol/L 为高血酮,>3.0 mmol/L 提示酸中毒。

(三)血气分析

代偿期 pH 可在正常范围,HCO_3^- 降低;失代偿期 pH<7.35,HCO_3^- 进一步下降,碱剩余负值增大。

(四)电解质测定

血钾正常或偏低,尿量减少后可偏高,血钠、血氯多偏低,血磷低。

(五)其他

肾衰竭时,血尿素氮、肌酐增高,尿常规可见蛋白尿、管型尿,白细胞计数多增加。

五、诊断及鉴别诊断

糖尿病酮症酸中毒的诊断基于以下条件:①尿糖强阳性。②尿酮体阳性,但在肾功能严重损伤或尿中以β羟丁酸为主时尿酮可减少甚至消失。③血糖升高,多为 16.7～33.3 mmol/L,若>33.3 mmol/L,要注意有无高血糖高渗状态。④血 pH 常<7.35,HCO_3^- 为 10～15 mmol/L。在早期代偿阶段,血 pH 可正常,但碱剩余负值增大。关键在于对临床病因不明的脱水、酸中毒、休克、意识改变进而昏迷的患者应考虑到糖尿病酮症酸中毒的可能。若尿糖、尿酮体阳性,血糖明显增高,无论有无糖尿病史,都可结合临床特征而确诊。

糖尿病酮症酸中毒可有昏迷,但在确立是否为糖尿病酮症酸中毒所致时,除需与高血糖高渗状态、低血糖昏迷和乳酸性酸中毒进行鉴别外,还应注意脑血管意外的出现,应详查神经系统体征,特别要急查头颅 CT,以资鉴别,必须注意二者同时存在的可能性。

六、急诊处理

治疗原则为尽快纠正代谢紊乱,去除诱因,防止各种并发症。补液和胰岛素治疗是纠正代谢紊乱的关键。

（一）补液

输入液体的量及速度应根据患者脱水程度、年龄及心脏功能状态而定。一般每天总需要量按患者原体重的10%估算。首剂生理盐水为1 000～2 000 mL，1～2小时静脉滴注完毕，以后每6～8小时输1 000 mL左右。补液后尿量应在每小时100 mL以上，如仍尿少，表示补液不足或心、肾功能不佳，应加强监护，酌情调整。昏迷者在苏醒后，要鼓励口服液体，逐渐减少输液，较为安全。

（二）胰岛素治疗

常规以小剂量胰岛素为宜，这种用法简单易行，不必等血糖结果；无迟发性低血糖和低血钾反应，经济、有效。实施时可分两个阶段进行。

1.第1阶段

患者诊断确定后（或血糖＞16.7 mmol/L），开始先静脉滴注生理盐水，并在其中加入短效胰岛素，每小时给予每千克体重0.1 U胰岛素，使血清胰岛素浓度恒定达到100～200 μU/mL，每1～2小时复查血糖。如血糖下降＜30%，可将胰岛素加量；对有休克和/或严重酸中毒和/或昏迷的重症患者，应酌情静脉注射，首次负荷剂量10～20 U胰岛素；如下降＞30%，则按原剂量继续静脉滴注，直至血糖下降为≤13.9 mmol/L后，转第2阶段治疗；当血糖≤8.33 mmol/L时，应减量使用胰岛素。

2.第2阶段

当患者血糖下降至≤13.9 mmol/L时，将生理盐水改为5%葡萄糖（或糖盐水），胰岛素的用量则按葡萄糖与胰岛素之比为（3～4）∶1（即每3～4 g糖给胰岛素1 U）继续点滴，使血糖维持在11.1 mmol/L左右。酮体阴性时，可过渡到平时治疗剂量，但在停止静脉滴注胰岛素前1小时，酌情皮下注射胰岛素1次，以防血糖的回升。

（三）补钾

糖尿病酮症酸中毒者从尿中丢失钾，加上呕吐与摄入减少，必须补充。但测定的血钾可因细胞内K^+转移至细胞外而在正常范围内，因此，除非患者有肾功能障碍或无尿，一般在开始治疗即进行补钾。补钾量应根据血钾和尿量进行调整：治疗前血钾低于正常，立即开始补钾，前2～4小时通过静脉输液每小时补钾为13～20 mmol/L（相当于氯化钾1.0～1.5 g）；血钾正常、尿量＞40 mL/h，也立即开始补钾；血钾正常、尿量＜30 mL/h，暂缓补钾，待尿量增加后再开始补钾；

血钾高于正常,暂缓补钾。使用时应随时进行血钾测定和心电图监护。如能口服,用肠溶性氯化钾 1~2 g,3 次/天。用碳酸氢钠时,鉴于它有促使 K$^+$ 进入细胞内的作用,故在滴入 5% 碳酸氢钠 150~200 mL 时,应加氯化钾 1 g。

(四)纠正酸中毒

患者酸中毒是因酮体过多所致,而非 HCO$_3^-$ 缺乏,一般情况下不必用碳酸氢钠治疗,大多可在输注胰岛素及补液后得到纠正。反之,易引起低血钾、脑水肿、反常性脑脊液 pH 下降和因抑制氧合血红蛋白解离而导致组织缺氧。只有 pH<7.1 或二氧化碳结合力为 4.5~6.7 mmol/L、HCO$_3^-$ <5 mmol/L 时,给予碳酸氢钠 50 mmol/L 治疗。

(五)消除诱因,积极治疗并发症

并发症是关系到患者预后的重要方面,也是酮症酸中毒病情加重的诱因,如心力衰竭、心律失常、严重感染等,都须积极治疗。此外,对患者应用鼻导管供氧,严密监测神志、血糖、尿糖、尿量、血压、心电图、血气、血浆渗量、血尿素氮、电解质及出入量等,以便及时发现病情变化,及时予以处理。

第七章

重 症 护 理

第一节 休 克

休克是机体由各种严重致病因素(创伤、感染、低血容量、心源性和过敏等)引起有效血容量不足而导致的以急性微循环障碍,组织和脏器灌注不足,组织与细胞缺血、缺氧、代谢障碍和器官功能受损为特征的综合征。

一、休克的分类

临床上较为常用的分类方法是将休克按病因不同分为以下5类。

(一)低血容量性休克

低血容量性休克由大量出血(内出血或外出血)、失水(严重吐泻、糖尿病酸中毒、大量利尿、严重烧伤)或创伤等引起。大量血液、血浆或水分的丢失使血容量突然减少30%~40%甚至更多,以致静脉压减低,回心血量减少,心排血量减少,血压降低和组织灌注不足。其中最常见的类型有以下几种。

1.失血性休克

失血性休克临床上常见的原因有消化道出血、凝血异常等。

2.烧伤性休克

烧伤性休克通常见于高温造成的中度以上热烧伤。

3.创伤性休克

创伤性休克多见于严重创伤,如挤压伤、骨折、大手术等。

(二)感染性休克

感染性休克也称中毒性休克、败血症休克,由化脓性感染引起的又称为脓毒性休克,均由严重感染引起。年老、体弱、营养不良、有糖尿病或恶性肿瘤等慢性消耗性疾病或长期应用激素、免疫抑制剂者尤易发生。感染性休克主要由致病菌的毒素所引起,以革兰阴性细菌(如大肠埃希菌、副大肠埃希菌、变形杆菌、铜绿假单胞菌)所产生的内毒素和革兰阳性细菌(如肺炎链球菌、金黄色葡萄球菌、溶血性链球菌)所产生的外毒素造成的休克最为常见。真菌、病毒和立克次体感染也可引起休克。

(三)心源性休克

由于心脏排血功能急剧下降所致。如心肌梗死、急性心肌炎、二尖瓣关闭不全、室间隔破裂、心力衰竭、心律失常等。

(四)神经性休克

由外伤、剧痛、脊髓损伤或麻醉意外等引起。由于反射作用,使血管扩张,周围血管阻力降低,有效血容量相对不足所致。

(五)过敏性休克

由于对某些药物或血清制剂过敏所致。变态反应中外来的抗原物质作用于人体产生相应的抗体,抗原抗体作用后在致敏细胞释出血清素、组胺、缓激肽等物质,使血管扩张,血浆渗出,血压下降而发生休克,常伴有喉头水肿、气管痉挛、肺水肿等。

二、休克的临床表现

各型休克的临床表现各有其特点,但其总的表现大致相似。一般来说,代偿期的脉搏、血压、尿量均可表现正常,临床上可能只有少许皮肤色泽改变或神情紧张,不易察觉,因此,仔细采集病史尤为重要。失代偿期可有以下改变。

(一)意识与表情

患者早期可有精神紧张、焦虑、烦躁不安和精神异常;随着休克的进展,可出现神志淡漠、意识模糊、嗜睡和昏迷。

(二)皮肤、黏膜

可表现为四肢冰冷、潮湿或呈花斑状,皮肤苍白,过敏性休克时则可表现为皮肤潮红。

(三)脉搏与血压

可有脉搏增快,心排血量增加,外周血管收缩,使血压正常或稍低(偶有上升),故不能仅以血压作为判断休克的指标。随休克进展,脉搏细速,血压下降,脉压减小。最终脉搏、血压可测不出。

(四)外周循环

四肢末端充盈减慢,温度下降,发绀,进而四肢冰冷、皮肤黏膜发绀或瘀斑。

(五)呼吸

早期可无明显变化,随休克进展,可出现呼吸急促,晚期因严重酸中毒可出现呼吸慢而深,呼吸节律改变甚至停止。感染性休克在病程早期即可出现急性呼吸窘迫综合征。

(六)尿量

尿量减少,晚期可无尿,但严重的感染性休克早期即可出现少尿。

(七)体温

体温可下降或不升,伴感染者可有高热

三、休克的诊断

(一)全国诊断标准

判断休克以低血压、微循环灌注不良、交感神经代偿性亢进等几方面的临床表现为依据:①有诱发休克的病因;②意识异常;③脉搏细速>100 次/分或不能触知;④四肢湿冷、胸骨部位皮肤指压征阳性(压后再充血时间>2 秒)、皮肤花纹、黏膜苍白或发绀,每小时尿量<30 mL 或尿闭;⑤收缩压<10.7 kPa(80 mmHg);⑥脉压<2.7 kPa(20 mmHg);⑦原有高血压者,收缩压较原水平下降30%以上。

凡符合上述第①条以及②、③、④条中的 2 项,和⑤、⑥、⑦条中的 1 项即可诊断为休克。

(二)休克早、中、晚 3 期的诊断标准

1.早期

表现为交感神经功能亢进及儿茶酚胺分泌增多的临床征象,如苍白微绀,手足湿冷,脉速有力,烦躁激动,恶心呕吐,意识清楚,尿量减少,血压正常或稍低,收缩压≤10.7 kPa(80 mmHg),脉压<2.7 kPa(20 mmHg)。

2.中期

患者意识虽清楚,但表情淡漠,反应迟钝,口渴,脉细速,浅静脉萎陷,呼吸浅

促,每小时尿量＜20 mL,收缩压 8.0~10.7 kPa(60~80 mmHg)。

3.晚期

患者面色青灰,手足发绀,皮肤出现花斑且湿冷,脉细弱不清,收缩压＜8.0 kPa(60 mmHg)或测不清,脉压很小,嗜睡,昏迷,尿闭,呼吸急促,潮式呼吸,弥散性血管内凝血倾向,酸中毒表现。

四、休克的治疗

各型休克虽病因各异,但共同的救治原则是:就地抢救,不宜搬动,吸氧保暖,消除病因,补液扩容,正确使用血管活性药物,防止水、电解质、酸碱失衡,防止并发症等综合治疗。

(一)纠正循环衰竭

通常的治疗顺序是:积极扩容→正性肌力药物→血管扩张药物→血管收缩药物。足够的血容量可能已经足以纠正休克,即使不能,也是使后续治疗有效的基础。过早使用血管活性药物可能掩盖病情,或使之恶化。

1.补充血容量

(1)不同类型的休克补液原则也不同,具体如下。

出血性休克或低血容量性休克:首先采取抬高下肢,抗休克裤等措施,以增加回心血量。继之补液补血,持续积极的扩容至少到血压正常,出血性休克须同时进行外科止血。

心源性休克:可伴有血容量过多或血容量不足,两者的治疗截然不同:容量负荷过重时需利尿治疗,而血容量不足时应小心地扩容治疗。因此,精确了解血容量状况对心源性休克的治疗非常重要。应常规进行漂浮导管血流动力学监测:①若肺动脉楔压≥2.7 kPa(20 mmHg),心脏过度充盈时,应减少血容量(利尿药、硝酸甘油、吗啡、轮扎止血带、放血等)。②若肺动脉楔压≤2.0 kPa(15 mmHg),提示心脏充盈不足,此时应在密切的血流动力学监测下补充血容量。③如无条件测肺微血管楔压,可参考中心静脉压值进行扩容。

(2)常用复苏液体主要有以下几种,需根据不同的情况进行选择。

晶体液:目前常用的为平衡盐液,因其电解质组分与血浆相似,不易导致电解质紊乱,同时可补充血管外间隙的细胞外液丢失;适度的血液稀释还可降低血液黏滞度及外周阻力,疏通微循环,同时也可使血红蛋白氧解离曲线右移,有利于红细胞释氧。因此平衡盐液可维持循环血量,提升血压,降低血液黏度,增加血流速度,改善微循环。但是,由于晶体液不能较长时间地停留在血管内以维持稳定的血容量,也无法满足体内氧运输、氧供及氧耗的需要,输入过多反可导致肺水肿,故在补充适量晶体液后应考虑补充适量的胶体液。

胶体液:除天然胶体液(血浆、新鲜冰冻血浆、白蛋白等)外,目前常用的人工胶体液是右旋糖酐和羟乙基淀粉。其主要作用是提高血浆渗透压和维持血容量,因此适用于休克的急救。但输注右旋糖酐可干扰配血,故在使用前即应抽取血标本供配血用。少数患者使用右旋糖酐可出现变态反应,对过敏体质者应予警惕;大量输注右旋糖酐时可影响血小板功能而导致凝血功能障碍,部分患者易发生渗血,因此输注量不宜超过 1 500 mL。羟乙基淀粉为国内研制生产的代血浆,分子量为 6 万～7 万,具有良好的扩容、降低血浆黏度、改善微循环等作用,输注后不致发生凝血功能障碍,且不影响配血,一般无变态反应。

高渗氯化钠右旋糖酐液:即将 75 g/L 高渗盐水配伍 60 g/L 右旋糖酐 40 溶液。经临床应用证明,其具有用量小、安全性高、并发症少、血压回升快、维持时间长等特点,能为休克患者的抢救赢得宝贵时间,可作为失血性休克液体复苏的较好选择。但用量必须适当,一般 4～6 mL/kg,最多不超过 400 mL。若用量过大,可使细胞内液大量向外转移,造成细胞严重脱水,组织缺氧。

2.血管活性药物的应用

休克患者经适当的扩容治疗和纠正酸中毒后血压仍不稳定,末梢循环未见改善则应考虑应用血管活性药物。

(1)血管收缩剂:临床常用的缩血管药物有肾上腺素、去甲肾上腺素、间羟胺、多巴胺等。此类药物虽能收缩血管并暂时性增高血压,但并不能从根本上恢复血容量,反可使组织缺氧更加严重,因此在血压极度低下,为维持心、脑等重要生命脏器血流或等待补充血容量时,方可临时使用。

(2)血管扩张剂:常用的有异丙肾上腺素、酚妥拉明、阿托品、山莨菪碱、硝普钠等。可解除小动脉痉挛,关闭动静脉短路,改善微循环。但可使血管容量相对增加而致血压不同程度的下降,从而影响重要脏器的血液供应。主要用于:①血容量已补足,但血压、脉搏、尿量等休克表现未改善;②有交感神经过度亢进表现,如皮肤苍白、四肢厥冷、脉压小及毛细血管充盈不良;③外周血管阻力正常或增高而心排出量减少;④肺动脉高压及左心衰竭等。但在血容量未补足,水、电解质和酸碱平衡失调未纠正时禁用。

(3)利弊分析:血管收缩剂可提高血压,保证心、脑血液供应,但又限制了组织灌流。血管舒张剂可使血管扩张,血流进入组织较多,但又引起血压下降,影响心、脑血流供应,两者各有利弊。因此,要正确处理血压与组织灌流的关系,针对休克的发展过程,灵活应用。另外,不论血管收缩剂或血管扩张剂,都必须在补足血容量的基础上才可以使用。

(二)纠正呼吸衰竭

休克患者常合并低氧血症,严重的低氧血症如未能及时纠正可加重组织缺氧,加重器官功能衰竭,重症患者可出现二氧化碳潴留和呼吸衰竭,也可由于卧床、神志不清而导致排痰困难和气道不畅,这些都会加重休克的病情,必需积极予以纠正。轻度的低氧血症可通过面罩吸氧和提高吸氧浓度处理,如效果不理想,则应考虑气管插管和机械通气。

(三)纠正酸中毒和电解质平衡紊乱

1.纠正酸中毒

组织器官的低灌注状态,是休克患者酸中毒的根本原因,而因应激反应所释放的儿茶酚胺又促进了酸中毒的发展,因此纠正酸中毒最好的治疗方法在于恢复组织的灌注量。对轻度休克或休克早期患者经输液后可迅速改善微循环状况,一般不必过早输注碱性药物。只有当休克比较严重,抗休克措施处理较晚以及复苏较困难的患者,才考虑给予适当的碱性药物,如 5% 碳酸氢钠。因此,对休克患者须反复查血二氧化碳结合力或做血气分析以了解血 pH、二氧化碳分压、缓冲碱、碱过剩、标准与实际碳酸氢盐等,结合临床情况及时发现与处理代谢性酸中毒与可能发生的呼吸性碱中毒或呼吸性酸中毒。

2.维持电解质平衡

休克时血钾变动较大,少尿和组织破坏容易造成血钾过高,应限制摄入。在休克治疗过程中尿量增多又易出现血钾过低和缺钾,需及时补充。严重休克引起急性肾衰竭而有进行性高血钾者需及时采用高渗含钠药物、胰岛素与葡萄糖液治疗,必要时行透析疗法。

(四)保护肾功能

休克患者应常规留置导尿管以观察排尿情况。要求每小时尿量不少于 30 mL,若低于此量,提示肾血流量不足,肾功能受损。在血容量补足而尿量仍少的情况下,可行利尿治疗;如静脉注射呋塞米 40 mg,若无反应,可每 30 分钟加倍剂量注射。上述治疗无效时应按急性肾衰竭处理,行血液透析或持续血液滤过,有助于缓解病情。

（五）纠正导致或加重休克的诱因

1.呼吸系统诱因

应保持休克患者气道通畅，并积极纠正低氧血症。休克患者可出现低氧血症，而低氧血症又可加重休克，呈恶性循环。如吸氧和一般治疗不能纠正低氧血症，应考虑早期选择气管插管，人工机械通气。对过敏性休克并喉头水肿者要及时行气管切开。

2.感染

根据不同致病菌合理选用敏感抗菌药物，控制原发感染。可先根据原发病的临床表现加以估计，在经验性使用抗生素的同时积极寻找病原体，如行血培养、引流液培养等，并做药敏试验，根据药敏结果有针对性地使用抗生素。

3.加重休克的心律失常

休克患者因严重的低氧血症可导致严重的心律失常，而严重的心律失常又可引起心排血量减低，加重休克。当患者出现明显低氧血症时，首先应纠正低氧血症，吸入纯氧；若纠正低氧血症仍不满意，应考虑使用机械通气。低氧血症纠正后，心律失常多可消失。休克时心率＜80 次/分即为心动过缓，一旦出现应首选阿托品 1 mg 静脉注射，必要时可重复 2 次。抗心律失常药物可选用利多卡因、普罗帕酮或胺碘酮。

（六）其他治疗

1.糖皮质激素的应用

应用糖皮质激素治疗感染性休克可稳定溶酶体膜，促进乳酸代谢，抑制补体介导的聚集及其对内皮的损害，抑制内啡肽的释出等。对毒血症显著而感染一时难以控制者，可静脉滴注氢化可的松 100～200 mg 或静脉注射地塞米松 5～10 mg。此外，糖皮质激素也可用于急性心肌炎、过敏性休克，大剂量时可能引起感染扩散及水、电解质平衡失调等不良作用，有溃疡病或糖尿病者忌用。

2.抗凝治疗

对出现弥散性血管内凝血的休克患者，抗凝治疗可使血液处于低凝状态而防止新的微血栓形成。宜早期用肝素 1 mg/kg 体重加入葡萄糖液内滴注，4 小时后根据复查凝血时间延长程度调整剂量，应用 3～7 天后逐步停药。有未愈合的创伤、咯血、溃疡病出血或脑出血者忌用肝素。当在肝素等治疗后出血量较多时，可补充凝血因子，适当输入血浆、新鲜血或纤维蛋白原。

3.抗休克裤的应用

抗休克裤是近年来抢救创伤失血性休克的一个新装备（图 7-1），挽救了不少严重低血容量休克的患者。该裤是聚乙烯材料制成的一种双层充气服,利用充气加压原理研制而成,它充气后可使腹部及以下部位的静脉池收缩,输出一定量的储存血液以供应中枢循环(在抗休克裤充气后1~2分钟内可自体回输血液750~1 000 mL),保证重要生命脏器的血液灌流,从而使危重休克得到有效控制。对下肢的创伤性出血,可起到直接加压止血和固定下肢与骨盆骨折的作用。腹部周围加压,可使内出血减少或停止。

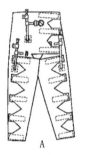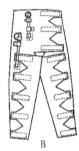

图 7-1　抗休克裤

(1)适应证:①各种原因引起的低血容量休克[收缩压<10.7 kPa(80 mmHg)]、神经性休克和过敏性休克;②动脉收缩压<13.3 kPa(100 mmHg),伴其他休克症状者;③腹部及腹部以下的活动性出血需直接加压止血者;④骨盆或双下肢骨折的急救固定。

(2)禁忌证:①心源性休克;②脑水肿、肺水肿和充血性心力衰竭;③横膈以上活动性出血未经止血者;④腹部损伤伴内脏外露者。

(3)使用方法及注意事项:使用时将抗休克裤完全展开,从患者的侧方垫入身后,分别包裹双下肢及腹部,上缘达剑突水平,下方达踝部;接上充气泵,并打开气囊上的阀门,先给双下肢气囊充气,压力充至6.7 kPa(50 mmHg),再给腹部充气5.3 kPa(40 mmHg),即可达到提高血压的作用。穿着抗休克裤并不能代替扩容复苏,只要条件具备,即应迅速输液、输血,以补充血容量。解除抗休克裤时,应缓慢放气,一般30分钟放完为宜;如减压时血压骤降,应停止放气,加速输血、输液待血压恢复正常后,再继续减压。减压顺序先从腹部开始,然后再对双下肢减压。

五、休克的护理

(一)一般护理

1.卧位

为利于休克患者血液循环,畅通气道和便于呕吐物流出,防止窒息及吸入性肺炎,应使患者取平卧位或中凹卧位,即头偏向一侧,抬高头胸部 10°～20°,抬高下肢 20°～30°以促进静脉回流,增加回心血量(疑有脊柱损伤时禁用此体位)。并注意尽量减少对患者的搬动,保持安静。

2.吸氧

休克患者均存在不同程度的低氧血症,通常以鼻导管吸氧(2～6 L/min)或面罩供氧,必要时可进行人工加压呼吸或呼吸机辅助呼吸。如有痰液,应及时吸痰,以保持呼吸道通畅,保证氧疗效果。

3.保暖

注意四肢和躯干的保暖,适当加盖棉被、毛毯。但对高热患者应降温,以物理降温为主,以免因药物降温导致出汗过多而加重休克,尤其对低血压和低血容量者绝对忌用药物降温。头部可置冰帽,以降低脑代谢,保护脑细胞。

4.及早建立静脉通道

快速建立有效的静脉输液通道是扩充血容量的先决条件,并可同时抽血进行血型检查及配血。一般应选用粗针头或套管针,建立两条或两条以上的静脉通道,以保障扩容治疗和各类药物的及时使用,其中一条应为深静脉,以供监测中心静脉压。

5.镇静止痛

剧烈疼痛可引起和加重休克,因此,对创伤性休克、神经源性休克、急性心肌梗死引起的心源性休克等患者,应注意及时控制剧烈疼痛,遵医嘱使用相应药物。

6.预防感染

观察与感染有关的征象,做好血、尿标本的收集和送检,监测白细胞计数和分类情况,做好伤口、静脉切口、静脉留置导管、导尿管、气管插管、气管切开等的护理。

(二)病情评估与护理

休克患者经初期急救处理后,若病情稳定,应及时后送。接诊护士可按"一看、二摸、三查、四测"的顺序进行观察和护理。

1."看"

观察意识、呼吸、肤色。

(1)意识:患者的意识状况常反映神经中枢的血液灌注。在休克早期,脑组织缺血缺氧尚不明显,常表现为烦躁不安、紧张、激动等自主神经兴奋症状;此时需耐心劝慰患者,使之积极配合治疗护理。若休克进一步发展,脑组织严重缺血缺氧,神经细胞功能受到抑制,则可表现为表情淡漠、意识模糊甚至昏迷;此时应给予适当约束,加用床档以防坠床。

(2)呼吸:早期由于缺氧和代谢性酸中毒,呼吸深快;晚期由于呼吸中枢受抑制,呼吸浅慢甚至不规则。

(3)肤色:观察肤色常用的部位是面颊、口唇和甲床。皮肤颜色由红润转为苍白是休克的重要体征,反映外周血管收缩,血流量减少;若口唇和/或甲床发绀则说明微循环淤滞,休克在继续恶化;皮肤有出血点或瘀斑,提示可能发生弥散性血管内凝血。肤色的改变往往出现在血压、脉搏变化之前,而恢复则在其后,应注意仔细观察。

2.“摸”

触摸脉搏、四肢及皮肤的温度与湿度。

(1)脉搏:休克时脉率增快常出现在血压下降之前,随着病情恶化,脉率加速,脉搏变为细弱甚至触不到。若脉搏逐渐增强,脉率转为正常,脉压由小变大,提示病情好转。

(2)肢端温、湿度:肢端温度降低和肢端与躯体温差加大,是因周围血管收缩,血流量减少所致。休克早期,仅有手足发凉,干燥或潮湿,若温度降低范围扩大,延及肘及膝部以上,四肢湿冷或伴出冷汗,表示休克程度加重。温差的缩小或加大,可作为判断周围循环血液灌注状态的参考。

3.“查”

检查受伤部位、数目、大小、出血情况。由于休克患者病情危重,护士常忙于抢救而忽视对伤口的细致观察。值得注意的是,不少休克患者,其休克本身,与伤口的继发性出血、大量渗血、化脓感染、骨折端压迫疼痛等有直接因果关系。因此,应注意仔细检察患者的受伤部位、数目及大小,经常观察伤口有无出血、肿胀,分泌物颜色、气味,有无气泡等,发现异常,及时报告医师。

4.“测”

测量血压、尿量。

(1)血压:低血压是诊断休克的一个重要指标,但不是一个早期指标。休克早期血压变化不明显,收缩压尚能维持在正常范围内;但由于周围血管收缩,舒张压升高更为明显,因而脉压减小,这是休克早期特征性的血压变化。当休克进入失代偿期,血压明显下降。临床常用休克指数(脉率与收缩压的比值)来判断休克的严重程度。休克指数正常值为 0.5,若上升至 1.0～1.5 时患者即已处于休克状态,而达 2.0 以上时,患者已处于严重休克状态。

（2）尿量：是反映肾脏血液灌流情况的重要指标之一，借此也可反映生命器官血液灌流情况。休克时应及早留置导尿管，观察每小时尿量，并测定尿液比重、pH 及有无蛋白及管型等。若尿量每小时＜25 mL，比重增加，表明肾血管收缩仍存在或血容量仍不足；若血压正常，但尿量少，比重降低，则应警惕急性肾衰竭的发生，应注意控制输液量。如尿量稳定在每小时 30 mL 以上时，表示休克纠正。

（三）液体复苏的护理

液体复苏时护士不仅需遵医嘱迅速建立输液通道并保持输液通畅，准确记录出入量，密切观察输液反应等常规护理，尚需在液体复苏中加强临床监测，及时发现或避免液体复苏的并发症。

1.穿刺部位的选择

在抢救休克时需合理选择穿刺部位。尽量避免在伤部或伤肢补液，尤其是腹部多脏器伤时不宜做下肢静脉穿刺或插管，一般可选上肢或颈部静脉；若上肢、头部有创伤者，则选用下肢静脉，否则可能会加重出血。必要时可选择桡动脉或股动脉穿刺，一方面监测动脉压，一方面可经动脉加压输血、输液。

2.补液速度

等量的液体缓慢或快速输入，其产生的作用可显著不同。在复苏过程中不仅需选择合适的液体，还需以适当的速度输入，才能取得满意的效果。一般原则是先快后慢，第一个半小时输入平衡液 1 500 mL，右旋糖酐 500 mL；待休克缓解后减慢输液速度，其余液体可在 6～8 小时内输入。但对于非控制性失血性休克患者，在进行彻底止血前补液速度应缓慢，一般以维持组织基本灌流为宜。总之，补液的同时必须根据各项监测指标随时调整输液速度及评估补液效果，并注意观察患者有无肺水肿及心力衰竭的临床表现。

3.补液的量

补液虽遵医嘱执行，但护士应明确补液原则。现代观点认为休克时需"适当地超量补充"。但在高原或患者存在肺功能不全的情况下，过度的容量复苏可导致肺水肿，因此在液体复苏过程中护士必须密切监测患者的病情变化。一般可根据患者血压、脉搏、脉压及尿量等的改变情况来判断有效循环血量是否已补足（表 7-1），并及时报告医师，随时加以调整。

表 7-1　休克患者液体复苏病情观察

观察项目	血容量不足	血容量补足
意识	烦躁、淡漠或昏迷	安静、清醒
皮肤	苍白、发绀、瘀斑	红润
颈静脉	塌陷	充盈
毛细血管苍白恢复试验	转红慢或发绀	1秒内转红
四肢温度	厥冷	温暖
呼吸	浅快或不规则	正常
脉搏(/min)	细速，>100	有力，<100
收缩压[kPa(mmHg)]	<12.0(90)	>12.0(90)
脉压[kPa(mmHg)]	<4.0(30)	>4.0(30)
尿量(mL/h)	<30	>30

(四)应用抗休克裤的护理

使用抗休克裤应严格掌握使用适应证和禁忌证,穿着部位要正确,以免影响使用效果。使用前及使用过程中应定时监测生命体征和囊内压的变化并做好记录。谨记穿着抗休克裤并不能代替扩容,只要条件具备应尽快建立输液通道,及时补充血容量。为防止因较长时间使用抗休克裤而导致的酸中毒,应适时降低充气压力,并适量给予碱性药物如5%碳酸氢钠等。解除抗休克裤时,须在血压监护及加快输液、输血情况下先从腹囊缓慢放气,以免患者血压骤降而又陷于休克。

第二节　心 力 衰 竭

心力衰竭是各种心脏疾病导致心功能不全的一种综合征,表现为心肌收缩力下降使心排出量不能满足机体代谢的需要。一旦出现心力衰竭,大部分患者就步入一个进行性恶化的过程。其中慢性心力衰竭是目前唯一的发病率仍在上升的心血管病,患者数量日益增加。随着年龄增高,心力衰竭的患病率显著上升;有研究显示,在45～94岁年龄段,年龄每增加10岁,心力衰竭的发病率约翻一倍,是老年人死亡的主要原因之一。

一、心力衰竭的病理生理

(一)心力衰竭的定义

根据美国心脏病学会/美国心脏协会发表的《成人慢性心脏衰竭的诊断与治疗指南》,心力衰竭是由各种损害心室充盈或射血功能的结构或功能性心脏疾病引发的一组"复杂的临床症状",此时心脏不能提供足够的氧供应新陈代谢的需要。心力衰竭时液体潴留可能导致肺水肿,听诊出现湿啰音以及外周水肿;肺内液体潴留会影响气体交换,导致疲乏;而后出现呼吸困难以及活动无耐力。随着研究进展,"心力衰竭"这一名词取代了"充血性心力衰竭",这是因为心力衰竭患者不总是出现液体超负荷或肺充血。

(二)心力衰竭的病因

心力衰竭的病因复杂多样。临床上左心衰竭的常见原因可能是高血压、心肌梗死引起的非功能性心肌损伤或病毒性心肌炎;氧供不足导致冠状动脉狭窄可能会引起心肌收缩力不足,也会引发左心衰竭;还可由瓣膜关闭不全、房间隔缺损或室间隔缺损造成。右心衰竭最常见的病因是继发于左心衰竭,另外可由任何增加肺内压力的因素造成,如肺气肿、肿瘤、早期肺动脉高压、阻塞性睡眠呼吸暂停以及机械通气。

(三)心力衰竭的代偿机制

人体有许多的反应机制来对心力衰竭进行代偿。

1.代偿机制一

最初的反应是短期急性反应(数分钟到数小时以内),主要由肾上腺分泌的肾上腺素和去甲肾上腺素大量释放入血所致,去甲肾上腺素也可由神经释放。在心力衰竭处于代偿期时,肾上腺素和去甲肾上腺素能增强心肌的做功能力,这有助于提高心排血量,从而在一定程度上代偿性地克服心脏的泵血能力问题。心排血量可以恢复到正常,不过此时心率增快且心搏有力。在没有心脏病的个体,这种短期的应急性反应是有益的。但在有慢性心力衰竭的患者,这种代偿反应可能会导致已经受损的心血管系统对这种激素需求的长期增加,随着时间的推移,这种需求的增加将导致心功能的恶化。

2.代偿机制二

代偿机制二是指肾脏增强其潴盐(钠离子)作用。由于钠潴留,为保持血液中钠离子浓度恒定,机体同时要通过肾脏重吸收一定量的水分。这种额外的水分使血液循环容量增加,这在最初可以使心脏的做功得到一定程度的改善。体内液体潴留的一个重要的结果就是较大容量的血液使得心肌伸长。这种伸长的心肌收缩力增强。然而,随着心力衰竭的进展,循环中过多的液体渗出并聚积在身体的各个部位,引起水肿。液体聚积的部位取决于液体增多的程度以及重力的作用。如果人体站立,则液体渗出主要发生在双大腿和脚。同样,如果是处于卧位,则液体通常聚积在腰背部和腹部。此时因为液体和钠离子的潴留,常见患者体重增加。

3.代偿机制三

代偿机制三是指心肌肥厚。肥厚心肌的收缩力更强,但最后却导致心功能失调,心力衰竭恶化。

二、心力衰竭的症状和分级

(一)临床表现

1.主要症状

处于失代偿期的心力衰竭患者常在体力活动时感到疲倦和乏力,这是由于他们的肌肉不能获得足够的血液供应所致。常出现水肿,水肿的部位和程度也取决于心脏受损的部位,右心与左心的衰竭呈现不同的水肿特点。

2.左、右心衰竭的症状特点

右心疾病时血液淤积于右心,这种血流的淤积,导致脚部、踝部、大腿、肝脏及腹部水肿。左心疾病时液体主要淤积在肺部(肺水肿),从而导致极度的气促。最初气促发生在运动期间,但随着疾病的进展,症状在休息状态下也会出现。有时气促发生在夜间,这是由于夜晚患者平卧时,较多的液体回流入肺部所致;此时患者从睡眠中醒来,并感到气急;采取端坐或站立体位后,液体从肺流出,患者的症状很快缓解。当患者肺部出现严重液体聚积(急性肺水肿)时可危及生命。

(二)心力衰竭的分级

美国心脏病学会/美国心脏协会在 2001 年的指南中介绍了心力衰竭的分级系统和建议的治疗(表 7-2、图 7-2),以帮助临床工作者对心力衰竭的不同阶段加以分类。此系统的意义在于指导实践者鉴别和治疗有活动性疾病及心力衰竭风险的患者,早期确诊和建立正确的治疗方案或生活方式,以降低发病率和病死率。此系统并非意图替换纽约心功能分级(New York Heart Association,NHYA)的心力衰竭功能分级,NYHA 的功能分级描述了美国心脏病学会/美国心脏协会分级系统中 C 和 D 阶段的功能状态。

表 7-2　NYHA 心功能分级

分级	心功能状态
Ⅰ	无症状
Ⅱ	中度体力活动受限
Ⅲ	轻体力活动受限
Ⅳ	休息时仍有症状

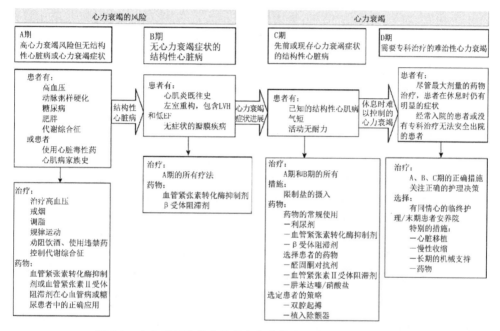

图 7-2　心力衰竭的演变阶段和各阶段建议治疗(2001,2005)

三、心力衰竭患者的监测与护理

(一)心力衰竭的临床评估和监测

心力衰竭患者虽经治疗,病死率仍然很高。在患者方面,常因为治疗依从性较差,长期心力衰竭造成悲观情绪,对治疗前景失去信心。患者的就诊、随访率较低,使一些患者失去了其他治疗机会,例如伴有房颤患者的抗血栓治疗,冠心病、瓣膜病的介入治疗和手术治疗等。因此,急需落实心力衰竭患者的规范治疗,而护理在"心力衰竭的预防、早期诊断、制定优化治疗方案、制订患者随访计划"中起着重要的作用,需要发挥专科的特长。

1.护理评估

(1)心力衰竭的症状和体征标准:临床上具备以下 2 个主要条件,或 1 个主要条件和 2 个次要条件时可判断患者有心力衰竭。①主要条件:颈静脉曲张、肺部啰音、心脏扩大、急性肺水肿、奔马律、阵发性夜间呼吸困难或端坐呼吸、静脉压上升超过 1.6 kPa(12 mmHg)、循环时间>25 秒、肝颈静脉反流征阳性。②次要条件:踝部水肿、夜间咳嗽、劳累性呼吸困难、瘀血性肝大、胸腔积液、潮气量减少到最大量的 1/3、心率>120/分。

区别左、右心衰竭的常用指标为以下几点。①左侧心力衰竭:肺毛细血管楔压>1.6 kPa(12 mmHg),左心室舒张末压>1.3 kPa(10 mmHg),心排血指数<2.6 L/(min·m²)。②右侧心力衰竭:右室舒张末压>0.7 kPa(5 mmHg),心排血指数<2.6 L/(min·m²)。

(2)诱因评估:身体或精神过度疲劳,急性感染,特别是呼吸道感染,静脉输液过多过快,药物使用不当,例如不恰当的使用抑制心肌收缩的药物或突然停用强心药,严重心律失常等。

(3)其他临床表现评估。①晕厥:由于心排血量减少引起脑部缺血而发生的短暂的意识丧失。发作持续数秒时可有四肢抽搐、呼吸暂停、发绀等表现。②休克:除原有心脏体征外,出现血压下降、脉压减小、心率增快、脉搏细弱、皮肤湿冷、面色苍白、尿量减少、烦躁不安的表现。③急性肺水肿:由于严重的左心室排血不足或左心房排血受阻引起肺静脉或肺毛细血管压力急剧升高,液体自毛细血管漏至肺间质、肺泡甚至气道所致。表现为突然的气急,口唇发绀,端坐呼吸,严重的咳出粉红色泡沫痰。肺部可以听到哮鸣音和水泡音,心率增快,严重时呈奔马律。④心搏骤停:表现为心音消失,脉搏摸不到,血压测不出,意识丧失,呼吸停止,瞳孔散大。

2.治疗与监测

(1)心力衰竭的主要处理。目前的治疗方法:①针对原发病因治疗是心力衰竭治疗的基本措施,同时控制、避免、消除各种诱发心力衰竭的诱因。②应用利尿药和抗高血压药减轻心脏负荷,原则是合理应用,避免滥用。尤其在急性心力衰竭时更要快速、积极应用,同时根据情况应用吗啡和氨茶碱,必要时选用机械性循环辅助装置,如主动脉内气囊反搏,可减少左心室做功,增加心排血量,降低左心室充盈压力。③使用强心苷类和新型正性肌力药增强心肌收缩力,新型正性肌力药包括拟交感胺类的多巴胺和多巴酚丁胺、磷酸二酯酶抑制剂类的氨力农和米力农。④使用 β 受体阻滞剂。⑤基因治疗。

（2）心力衰竭的主要监测：包括心电监护、心功能及血流动力学监测，以及生化指标、血药浓度的监测等。

（二）不同类型心力衰竭患者的护理

1.慢性心力衰竭患者的护理

（1）一般护理。充足的睡眠和休息：体力和精神休息可以降低心脏的负荷。患者情绪要稳定，避免激动、紧张、心情忧郁不畅、恼怒及过度兴奋等。入睡困难者，按病情给予适当的镇静剂。严重心功能不全者应卧床休息。睡眠时可采用高枕或半卧位姿势。

适当活动：轻度心力衰竭患者可适当进行活动；比较重者需要限制日常活动，每天卧床休息时间保持在 12～14 小时；严重心力衰竭患者则需要完全卧床休息，但仍应保持经常的床上被动活动。

合理饮食：以高维生素、低热量、少盐、少油、富含电解质及适量纤维素及无机盐的食物为好，注意供给足量的钙，根据病情限制钠的摄入非常重要。

吸氧：急诊入院时可给予高浓度、高流量给氧，病情稳定后给予鼻导管持续低流量给氧。

皮肤及口腔护理：重度水肿者，应定时翻身，保持床单位整洁、干燥，防止压疮的发生。加强口腔护理，防止口腔内溃疡感染。

（2）用药护理：利尿剂、硝普钠和洋地黄。

利尿剂：排钾利尿剂（氢氯噻嗪、呋塞米等）有较强的排钾作用，使用时注意观察患者有否低钾表现。保钾利尿剂（螺内酯、氨苯蝶啶等）利尿作用较弱，常与排钾利尿剂合用以防低血钾。应准确记录 24 小时尿量，观察用药反应。

硝普钠：是同时扩张小动脉和静脉的药物，使用时注意观察患者有无低血压发生，特别要注意避光，每 4～6 小时更换一次新鲜配制的溶液，防止氰化物中毒。

洋地黄：加强心肌收缩力，减慢心率，增强心排血量，正性传导。适用于中、重度收缩性心功能不全患者，不宜应用于病态窦房结综合征、二度或高度房室传导阻滞、急性心肌梗死等。最初 24 小时内，应密切观察洋地黄中毒或过敏等情况。

（3）健康教育：鼓励患者积极治疗原发疾病，避免心力衰竭的诱发因素；保持情绪稳定；适当安排休息和活动。护士可以随访者或心力衰竭院外管理者的身份指导患者自我监测病情，如观察足踝下水肿情况；有无夜间呼吸困难发生；服用洋地黄类药物前自测脉搏；定期门诊随访，监测血地高辛浓度。

2.急性心力衰竭患者的护理

（1）急性心力衰竭的主要表现：特征性表现为急性肺水肿。患者突发严重呼吸困难,端坐呼吸,有窒息感,口唇发绀,大汗淋漓,极度烦躁不安,咳嗽,咳粉红色泡沫样痰。听诊心率加快,心尖部可闻及奔马律,双肺对称性布满湿啰音和哮鸣音。还可有晕厥、休克及心脏骤停等表现。

(2)急救措施:护士往往是面对这些症状的第一人,当看到患者出现以上情况时,应想到患者有极度的濒死感,必须表现出镇定、可依靠,而不是手忙脚乱、大声呼救。因此,急性肺水肿的抢救应该在护士第一次来到患者身边时就已经开始,以下是抢救的方法。

体位:协助患者呈坐位,双腿下垂。注意为患者提供高被、高枕等靠物,并防止患者坠床。有条件的医院可以为患者提供床桌及软枕,使患者可以休息。

镇静:陪伴患者,安慰患者,给他安全感,必要时皮下注射吗啡 3~5 mg。必需劝说家属保持安静,禁止大喊大叫,以免给患者造成不良刺激。

酒精湿化吸氧:高流量氧气吸入(10~20 mL/min),通过 20%~30%乙醇湿化液,但注意时间不宜过长(一般不超过 24 小时),以防酒精中毒。湿化瓶标签应注明酒精浓度及开始使用时间。

利尿:遵医嘱予以呋塞米 20~40 mg 静脉推注。

强心:去乙酰毛花苷稀释后静脉缓慢推注,推注前、后测心率,如心率低于60 次/分应慎用。

扩血管:舌下或静脉应用硝酸甘油。

解除支气管痉挛:氨茶碱 0.25 g 以 50%葡萄糖 40 mL 稀释后缓慢静脉推注,应在 15~20 分钟内推完。

监测:注意尿量、心电图及血气分析的变化,观察患者生命体征。

第三节　急性肾衰竭

急性肾衰竭是一种临床常见病,病因复杂,预后不同,发病率约为 100/10 万,发病年龄多在 60 岁以上。急性肾衰竭是由多种原因引起的肾功能在短时间内急剧恶化,使肾小球滤过率下降到正常值的 50%,血肌酐和尿素氮进行性增高。近年来,由外科手术和创伤造成的急性肾衰竭有所减少,而药物引起的急性肾衰竭发生率明显上升。患者可出现少尿,甚至无尿,引起水、电解质及酸碱平衡失调等一组急性肾衰竭的综合征。此病多为突发,通常可逆,大多数病例是在原发病基础上继发急性肾脏损害,常有多个器官的功能障碍,需要呼吸或循环等各系统的支持。因此,急性肾衰竭患者的护理必须是全方位的、严密的、连续性的监测、观察与照顾,需要为患者提供高度个体化的护理,帮助患者战胜严重的生理和心理失调。

一、病因

(一)肾前性急性肾衰竭

各种肾前性因素引起的有效循环血容量减少,肾血流灌注不足导致的肾功能损害,致使肾小球滤过率下降,肾小管对尿素氮、水和钠的重吸收相对增加,血尿素氮升高,尿量减少,尿比重增高。常见于下列情况。

1.血容量不足

各种原因的失血、体液丢失,如严重的外伤、烧伤、外科手术、呕吐、腹泻等。

2.有效循环血容量不足

常见于肾病综合征、肝功能衰竭、应用血管扩张药等。

3.循环功能不全

如充血性心力衰竭、心源性休克、严重心律失常等。

4.肾脏血流动力学的自身调节紊乱

如血管紧张素转换酶抑制剂、前列腺素抑制剂等的应用,造成肾血流不足。

(二)肾实质性急性肾衰竭

1.肾小管疾病

以肾小管坏死最常见,多由于肾毒性物质所致,如药物、造影剂、重金属、有机溶剂、生物毒素,以及血管内溶血、血红蛋白尿、肌红蛋白尿、高钙血症等均可引起肾小管损伤,导致急性肾衰竭。

2.肾小球疾病

各种原因所致急性肾小球肾炎综合征,如急进性肾小球肾炎、急性链球菌感染后肾小球肾炎、狼疮性肾炎等。

3.急性肾间质疾病

药物过敏(青霉素类、磺胺类、利福平等),严重感染、败血症所致。

4.肾微血管疾病

原发或继发性坏死性血管炎、恶性高血压肾损害、妊娠高血压综合征、产后特发性急性肾衰竭等。

5.某些慢性肾脏疾病

在某些诱因作用下,如感染、心力衰竭、尿路梗阻、使用肾毒性药物、水电解质紊乱等,使肾功能急骤减退,导致急性肾衰竭。

(三)肾后性急性肾衰竭

由某些原因引起的急性尿路梗阻,如结石、肿瘤、前列腺肥大、血块堵塞等使上尿路压力增高,甚至出现肾盂积水,压迫肾实质,使肾功能急剧下降。

二、发病机制

(一)肾小管损伤学说

肾缺血或肾中毒引起肾小管急性损伤时,肾小管上皮细胞变性、坏死,肾小管基底膜断裂,变性、坏死的上皮细胞和微绒毛碎屑或血红蛋白、肌红蛋白等脱落入管腔内,阻塞肾小管,导致阻塞部位以上的肾小管内压力升高,使肾小球的有效滤过压降低,从而引起少尿。

(二)肾血流动力学改变

肾缺血和肾毒素的作用使血管活性物质释放(肾上腺素、肾素-血管紧张素),使肾血管收缩,肾血流灌注量减少,肾小球滤过率下降,导致急性肾衰竭。

(三)反漏学说

肾小管上皮细胞坏死脱落,肾小管管腔与肾间质直接相通,引起小管腔中原尿反流扩散到肾间质,致使间质水肿,压迫肾单位,加重肾缺血,肾小球滤过率更低。

(四)弥散性血管内凝血

弥散性血管内凝血多由于败血症、流行性出血热、休克、产后出血、出血坏死性胰腺炎等原因引起。

三、临床表现

急性肾衰竭(急性肾小管坏死)一般要经过少尿期(或无尿期)、多尿期和恢复期3个阶段。

(一)少尿或无尿期

1.尿量减少

患者遭受创伤、毒物、缺血等损害后1~2天出现持续少尿(尿量<400 mL/d)或无尿(尿量<50 mL/d),一般持续2~3天到3~4周,平均10天左右。少尿期长者肾损害重,预后较差。

2.水、钠潴留

患者表现全身水肿、血压升高。肺水肿、脑水肿和心力衰竭常是致死原因之一。脑水肿可表现头痛、视力模糊、嗜睡、躁动、惊厥甚至昏迷,有颅内压高征象,肌无力、腱反射减低或消失,并可出现病理反射。肺水肿表现为端坐呼吸、咯血痰、两肺布满湿啰音。

3.水、电解质、酸碱平衡紊乱

(1)高钾血症:表现为烦躁、嗜睡、恶心、呕吐、四肢麻木、胸闷、憋气等症状,并出现心率缓慢、心律不齐以及心电图的改变(P-R 间期延长,房室传导阻滞等);当血钾急剧升高达 6 mmol/L 时,心电图可见高尖 T 波,如高达 8 mmol/L 时,可因房室传导阻滞、室颤、心搏骤停而死亡。常见原因:①少尿期钾排出减少致血钾升高;②合并感染、溶血使细胞内钾释放到细胞外;③酸中毒或摄入含钾高的食物均可引起血钾升高。

(2)代谢性酸中毒:酸性代谢产物在体内蓄积引起酸中毒,表现恶心、呕吐、疲乏、嗜睡、呼吸深大而快,重者可出现低血压、休克。

(3)低钠、低钙、低氯、高磷血症:正常血钠为 135～145 mmol/L。当血钠低于125 mmol/L,患者出现食欲缺乏、恶心、呕吐、疲乏无力;若血钠为 120 mmol/L,患者表现为表情淡漠、嗜睡、意识模糊;血钠在 110～115 mmol/L,患者可出现凝视、共济失调、惊厥、木僵;若血钠低于 110 mmol/L,患者出现昏睡、抽搐、昏迷。

(二)多尿期

尿量增多是肾功能开始恢复的一个标志,进入多尿期 6～7 天后尿量可达3 000～5 000 mL/d。血尿素氮、血肌酐开始下降,尿毒症症状逐渐改善。此时由于大量水分及电解质随尿排出,易发生低血钾、低血钠等电解质紊乱情况,同时易出现感染、心律失常、低血压和上消化道出血。多尿期一般维持1～3周。

(三)恢复期

肾功能逐渐恢复,需半年至 1 年时间。血尿素氮、血肌酐降至正常范围,患者自我感觉良好;部分患者留有不同程度肾功能损害。

四、主要并发症

(一)感染

感染是最常见、最严重的并发症,多见于严重外伤所致高分解型急性肾小管坏死,存活率低。

(二)心血管系统并发症

心血管系统并发症主要由于电解质紊乱、酸中毒等引起心律失常（房性期前收缩、心房纤颤、室性期前收缩等）、心力衰竭、心包炎等。

(三)神经系统并发症

神经系统并发症表现为头痛、嗜睡、肌肉抽搐、昏迷或癫痫样发作，与毒素潴留、水中毒、电解质紊乱及酸碱平衡失调有关。

(四)消化系统并发症

消化系统并发症表现为厌食、恶心、呕吐、腹胀、呕血或便血。

(五)血液系统并发症

血液系统并发症一般表现为轻度贫血，出血倾向（毒素作用使血小板质量下降，多种凝血因子减少）。

五、诊断要点

每天尿量少于 500 mL，进行性血浆尿素氮和肌酐浓度升高，如有原发病因，即可做出诊断；如病因不明，需行肾活检组织病理学检查，明确诊断。

六、治疗

(一)非透析疗法

(1)严格控制入水量：量出为入，每天允许入水量为出量（大小便、呕吐和引流量等）＋500 mL。

(2)处理和控制高血钾：应用传统降钾方法，如静脉注射葡萄糖酸钙，葡萄糖加胰岛素治疗或透析治疗，并限制含钾食物及药物的摄入，避免输注库存血。

(3)纠正水、电解质及酸碱平衡紊乱。

(4)积极治疗各种并发症：抗感染、控制高血压、纠正心功能不全等。

(5)及时处理外伤、烧伤、出血等情况。

(二)透析治疗

急性肾衰竭是某些疾病和外伤的常见并发症，需要肾脏替代治疗，清除体内过多的水分、毒素以及炎症介质。临床常用的替代治疗方法是血液透析，其基本方式有两种，即连续性和间断性血液透析。对危重和复杂的急性肾衰竭多选用连续性肾脏替代治疗，它具有血流动力学稳定、溶质清除率高等优点，对加快急性肾衰竭的恢复起着不可估量的作用。

七、急性肾衰竭监测与护理

(一)基本指标监测

急性肾衰竭患者常常病情危重,伴有多器官功能损害,生命体征极其不稳定。因此,护士应首先检查患者神志、意识是否清楚,测量血压、脉搏、呼吸以及体温等生命体征,根据患者病情连接所需的监测系统,包括心电监护仪、血氧饱和度监护仪、中心静脉测压管、有创动脉压测压管及血流动力学测量装置等,依据患者的情况设定各种参数的上下报警限,严密观察其变化。严密监测血气分析结果,根据结果及临床症状调整呼吸机参数和用氧浓度及氧流量。密切观察患者有无房性期前收缩、房颤、室性期前收缩等心律失常现象以及心力衰竭的表现,注意患者头痛、嗜睡、抽搐等情况发生,及时发现贫血问题,并注意患者恶心、呕吐及有无呕血、便血等。

(二)感染的监测和护理

感染是急性肾衰竭最严重和最常见的并发症,是导致患者死亡的原因之一,其发生与毒素潴留使免疫功能下降,以及卧床、活动能力丧失、心功能不全、外周循环不良等因素有关,应严密监测。

1.呼吸道感染

每天测量体温,注意体温的变化,观察患者有无咳嗽、咳痰和痰的颜色,及时清除呼吸道分泌物,保持呼吸道通畅,听诊双肺有无湿啰音。遵医嘱按时复查血常规,注意血象是否升高以及 X 线胸片的变化,及时发现感染征兆。如患者使用呼吸机给氧,吸痰时要严格按照操作流程,防止呼吸道感染。

2.泌尿道感染

观察尿液的颜色,注意尿液有无浑浊、沉淀,每天清洁尿道口,操作时要洗手、戴口罩。每周更换尿管,保持尿管通畅。

3.预防血管通路感染

急性肾衰竭需要进行透析治疗,建立血管通路,多数患者需深静脉置管(常用锁骨下置管、颈内静脉和股静脉置管)。观察置管处有无脓性分泌物、渗血和红肿,每1~2天更换敷料,记好更换时间,如伤口潮湿则每天更换;每周伤口培养1次,并严格无菌操作,防止血管通路感染,引起败血症。

4.伤口的监测和护理

部分急性肾衰竭是由创伤所致,应注意伤口有无红肿、分泌物,及时清除病灶、坏死组织并扩创、引流,防止伤口感染。

5.口腔、皮肤的监护

禁食以及毒素的作用,常招致口腔感染,应每天进行口腔护理,保持口腔清洁;观察口腔黏膜有无脓点、破溃以及真菌感染,必要时作咽拭子培养。特别是进行长时间连续性肾脏替代治疗时,患者需要制动,易发生皮肤损害,应在受压部位使用压疮贴,床铺要清洁、干燥,必要时还应准备气垫床,并在治疗后进行按摩。

6.静脉穿刺部位的监测和护理

对使用静脉留置针的患者,每 15～30 分钟巡视 1 次,观察穿刺点有无发红、分泌物、静脉炎等,按常规更换留置针及敷料,如有血迹或出汗应随时更换敷料,记好更换时间,严格无菌操作,并了解患者有否疼痛等不适主诉。

(三)维持容量平衡

及时、准确测量 24 小时出入液体量,入水量包括摄入的所有食物含水量、补液量;出量包括每小时尿量、呕吐、腹泻、引流液、失血量、透析超滤量等。观察水肿消退情况,入水量多的表现(透析超滤不足)为高血压、心力衰竭;入量不足(透析超滤过多)时患者出现血压下降,心率过快,胸痛等表现。

(四)化验指标的监测

监测尿液各项指标,了解血电解质、血糖和血气分析的结果,透析治疗前和治疗后检测血肌酐、尿素氮的变化,以及连续观察肌酐清除率的改变,及时了解肾功能的进展情况。特别在少尿期,应严密监测体重(每天测量 1 次)、血钠和中心静脉压,每小时记尿量、测尿比重,并注意尿的温度以及尿中有无蛋白质和糖的含量等,严密监测钾离子、心电图的变化。

(五)药物监测和护理

针对不同药物对肾脏的影响,应采取不同措施尽量避免治疗过程中对肾脏功能进一步的损害。在各种不利因素影响下,一次用药就可使负荷沉重的肾脏发生衰竭,因此对危重症患者禁忌合用这些药物。

1.直接损害肾脏的药物

尽量避免使用直接损害肾脏的毒性药物,如氨基酸糖苷类。如需给药,应定期检测血药浓度。

2.间接损害肾脏的药物

许多药物通过对循环系统的作用而间接影响肾功能,并随肾脏功能恶化,药物在体内积聚。如对于危重症患者,特别是伴有感染中毒症时,α 和 β 肾上腺素受体阻滞剂、血管紧张素转换酶抑制剂、其他血管扩张药物及利尿剂可加重全身的循环障碍,从而损害正常情况下维持肾脏内肾小球滤过和肾髓质血流的机制,引起肾脏损害。其中非甾体抗炎药可诱发过敏性间质性肾炎,也可损害维持肾小球滤过和肾髓质血流到达亨利襻升支的代偿机制,特别是对于伴有感染中毒症、全身性炎症反应或低血容量危险因素的患者危害更为严重。

(六)心理和情感支持

急性肾衰竭患者病情危重、复杂、多变,各种监测、治疗频繁,这往往使意识清楚或正在恢复意识的患者感到紧张不安。因此,在治疗过程中,护士应时刻关注患者的心理变化,及时发现焦虑、紧张等不良心理状态,实施心理干预,促进疾病的恢复。

参 考 文 献

[1] 刘冰,杨硕,任维凤.急危重症诊疗救治[M].北京:中国纺织出版社,2021.

[2] 朱红林.临床急危重症救治精要[M].开封:河南大学出版社,2020.

[3] 刘镇,刘惠灵,霍敏俐.中西医结合急危重症医学[M].昆明:云南科技出版社,2020.

[4] 张国梁.急危重症诊疗要点[M].北京:中国纺织出版社,2020.

[5] 胡耀飞.现代急危重症诊治学[M].天津:天津科学技术出版社,2020.

[6] 张海海.急危重症诊疗实践[M].济南:山东大学出版社,2021.

[7] 罗正超.急危重症监护与治疗[M].南昌:江西科学技术出版社,2020.

[8] 李庆印.急危重症护理学[M].北京:科学出版社,2020.

[9] 罗柱文.临床急危重症诊治与护理[M].北京:中国纺织出版社,2020.

[10] 蒋晨茜,雷雅彦.常见急危重症临床诊疗新思维[M].北京:中国纺织出版社,2021.

[11] 郑祥德.急危重症新进展[M].天津:天津科学技术出版社,2020.

[12] 韩旺.急危重症诊断与救治[M].天津:天津科学技术出版社,2020.

[13] 李伟.心血管危急重症诊疗学[M].北京:科学出版社,2021.

[14] 林生.临床急危重症诊疗[M].长春:吉林科学技术出版社,2020.

[15] 王喜云.急危重症医学诊治[M].长春:吉林科学技术出版社,2020.

[16] 陈树宝.心内科急危重症[M].北京:人民卫生出版社,2020.

[17] 许庆超.临床急危重症救治[M].北京:科学技术文献出版社,2020.

[18] 谢春杰.急危重症监护与治疗[M].长春:吉林科学技术出版社,2020.

[19] 曲勇.临床急危重症学[M].北京:中国大百科全书出版社,2020.

[20] 董桂银,卢唤鸽.临床常见急危重症护理研究[M].北京:中国纺织出版社,2021.

［21］杨秀娟.实用临床急危重症诊治［M］.长沙:湖南科学技术出版社,2020.

［22］张伟,昌广平,鲁柏涛.新编急危重症诊疗精要［M］.西安:西安交通大学出版社,2022.

［23］魏士海.临床常见急危重症诊断与急救［M］.汕头:汕头大学出版社,2020.

［24］鄢涛.当代急危重症诊疗学［M］.天津:天津科学技术出版社,2020.

［25］朱晓萍,曾莉.急危重症护理常规与技术规范［M］.上海:同济大学出版社,2022.

［26］刘艳丽.临床急危重症技术与治疗［M］.天津:天津科学技术出版社,2020.

［27］王南.急危重症疾病诊疗与临床进展［M］.天津:天津科学技术出版社,2020.

［28］高永莉.急危重症常用护理技术规范与风险防范［M］.成都:四川科学技术出版社,2021.

［29］白静.临床急危重症救治要点［M］.天津:天津科学技术出版社,2020.

［30］付斌.现代急危重症与急诊医学［M］.长春:吉林科学技术出版社,2020.

［31］贾娟,贾素芳,冯姗.实用急危重症诊治与护理［M］.北京:中国纺织出版社有限公司,2022.

［32］黄征.急危重症医学科临床实践［M］.福州:福建科学技术出版社,2020.

［33］冉健,李金英,陈明.现代急危重症与护理实践［M］.汕头:汕头大学出版社,2021.

［34］潘华明.实用急危重症救治技术［M］.北京:科学技术文献出版社,2020.

［35］曹江红.常见急危重症临床诊断与处理［M］.天津:天津科学技术出版社,2020.

［36］李雪,董永祺,何松.急性上消化道出血的危险分级及临床应用［J］.现代消化及介入诊疗,2022,27(2):229-233.

［37］李金香,陈海燕,刘绍芳,等.急性缺血性脑卒中急诊急救中国专家共识临床实施效果研究［J］.中国煤炭工业医学杂志,2022,25(4):445-448.

［38］孙国玲.院前急诊急救的规范操作［J］.哈尔滨医药,2022,42(2):117-118.

［39］胡芳.急诊急救护理对提升急性心肌梗死患者救治成功率的效果［J］.中国医药指南,2022,20(7):113-116.

［40］朱培.急诊急救中加强医护配合护理管理对患者抢救成功率及家属满意度的影响［J］.山西医药杂志,2022,51(3):338-341.